U0110777

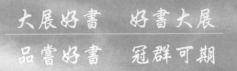

大展好書　好書大展
品嘗好書　冠群可期

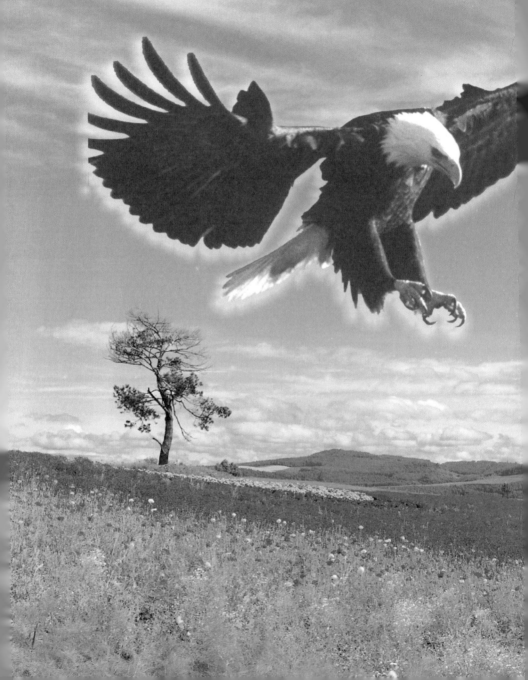

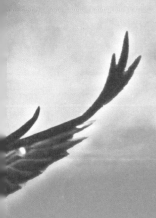

大展好書　好書大展
品嘗好書　冠群可期

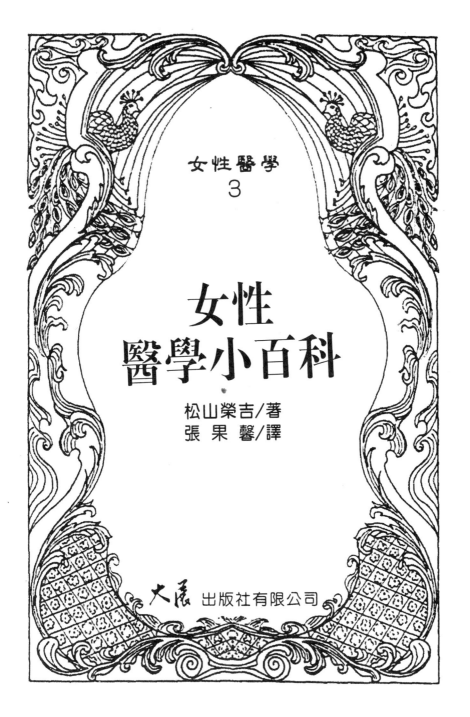

女性醫學
3

女性
醫學小百科

松山榮吉/著

張 果 馨/譯

大展 出版社有限公司

目　錄

Part5　避孕與墮胎　129

Part

1
身心的健康

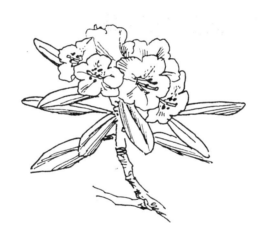

健康的想法

1 女性的一生

受到荷爾蒙的影響

嬰幼兒期

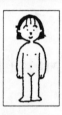

- 身高、體重等全身的成長十分顯著，除了外性器之外，體型幾乎與男孩没什麼兩樣。内性器停止發育。

青春期

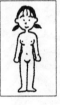

- 精神和肉體都有明顯的變化，成爲成熟女性的時期。
- **前期（8～10歲）：** 第二次性徵從乳房的發育開始。延遲2年後再長陰毛。
- **中期（10～14歲）：** 體重到了40～42kg 時（根據玉田太郎教授的調查）開始有月經，得到生殖能力。這個初潮來臨之後，就稱爲「青春期中期」。
- **後期（14～17歲）：** 身高平均會成長到14歲（男性爲17歲）左右，體重持續增加到16歲（男性17歲）左右，然後就停止。性機能也完成了。

嬰幼兒期的荷爾蒙

- 雌激素微量的分泌（卵泡荷爾蒙的一種，與成爲真正的女性有密切的關係）。從8歲開始，荷爾蒙的分泌慢慢的增加，迎向青春期。

青春期的荷爾蒙

- 女性的荷爾蒙在接近青春期時，開始急速地增加。青春期也會逐漸增加，出現第二次性徵，創造出富於女性化的身體。

- 乳房的變化、陰毛、腋毛的發生、外性器的變化，全身帶有圓潤度。後期月經週期穩定，有排卵，骨盆、性器、大小陰唇都發育而近似大人。如果精神的發育也成熟，就算是成熟的大人了。

女性的一生　　1

受到荷爾蒙的影響

成熟期

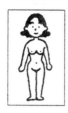

- 到了20歲左右，女性的生殖機能完成，迎向旺盛活動的時期。其後到停經爲止，都稱爲性成熟期。
- 身心都已經做好性交的準備，在此時期，是女性特有的懷孕、生產時期。在成熟期，精神與肉體都最爲穩定，適合懷孕、生產、育兒。

更年期

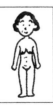

- 從成熟期移到老年期的轉移期。大都在50歲左右會有月經不順的現象，然後迎向停經，這是結束生殖機能的時期。
  當然性生活仍然存在。一般而言，初經年齡較早的人，較晚進入更年期。
- 卸下母親的責任，是可以擁有自己生活方式的時期。

成熟期的荷爾蒙

- 在20歲時，表示卵巢重量及卵巢機能的雌激素排泄量達到顛峰，顯示最高的生殖能力。但是在懷孕、生產前後，荷爾蒙的分泌紊亂，需注意。
- 在精神上，由於懷孕、生產而出現母性本能的自覺等變化。

更年期的荷爾蒙

- 女性荷爾蒙在成熟期迎向顛峰，到了更年期以後逐漸減少。
- 與排卵和懷孕有直接關係的雌激素（一種卵巢荷爾蒙）驟減，迎向停經。
- 女性荷爾蒙的主要作用從卵巢移到副腎皮質。
- 是荷爾蒙的平衡容易失調的時期，容易罹患更年期障礙（不定愁訴）或憂鬱病等。要努力維持身心的穩定。

1　女性的一生

受到荷爾蒙的影響

老年期

- 生殖能力完全停止。結束卵巢功能，子宮開始萎縮。

- 但並非不再是女性了。是要尋求適合老年期的精神、身體充實的時期。

- 爲了維持體力，防止身心的老化，要攝取均衡的飲食，做適度的運動，從事正常規律的生活，與家人和鄰居取得溝通。

老年期的荷爾蒙

- 進入老年期以後，雌激素驟減。

- 卵巢爲成熟期的1/3，其他的性器也縮小，陰道等的自淨作用衰退，要保持性器周邊的清潔。

- 腦下垂體所分泌的性腺刺激荷爾蒙大量分泌，乳腺萎縮，乳房平坦。

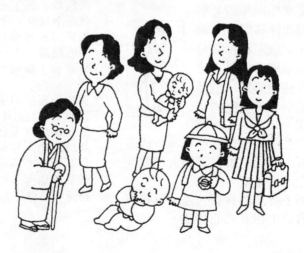

現代的健康觀　2

只要追求享樂的生活就夠了嗎

義務感是不健康的

- 如果一直想「必須要做運動」、「爲了健康一定要做點什麼」，那就會煩惱不斷，同時造成不健康的精神狀態。原本運動、進食以維持生命，應該是「快樂」的事情。如果變成一種義務，就會成爲煩惱的根源了。
- 關於食物也是同樣的情形，「應該吃什麼」、「不可以吃什麼」，這是不對的想法，應該視自己的體質輕鬆的吃，才是健康的生活態度。

夜型的生活是疾病的根源

- 這數十年來，人類習慣自然。例如，大量使用能量，深夜都市有如不夜城一般的燈火通明，現代堪稱是完全違反自然的時代。
- 但是人類的荷爾蒙、酵素所形成的「生物體規律」仍屬白天型，因此這種不自然的生活易造成病變的發生。
- 白天與深夜的人類荷爾蒙分泌量爲4：1。因此，人類是白天活動型的動物。

便利舒適生活所造成的不良影響

- 現代人爲追求便利快樂的生活而大量消耗，但這卻對人類産生不良的影響。

①對物品的依戀淡薄：從傢俱到汽車等所有的物品，並未完全善加利用，不斷地購買新，對物品的依戀淡薄。

②不能思考：利用 IC 或電腦等人工頭腦組成的製品，並不是經由自己思考而完成的，手腦並用的機會大爲減少。

③缺乏季節感：有了冷暖器、溫室栽培、冷凍保存之後，人類對四季的感覺變得遲鈍。

④壓力積存：便利製品推陳出新，廣告大肆流行，經常會産生「對物質的飢餓感與慾求不滿感」。

⑤污染地球：受①～④的影響，因此，看似豐饒的社會當中，包括大量的垃圾、空氣污染在內，物質與人的身心都急速面臨惡劣的狀況。

2　現代的健康觀

不輸給疾病的誘惑

容易罹患疾病的人

- **大都是自私自利的人**：「容易罹患疾病的人」，大都是自我封閉、自私自利的人。這些人很在意他人的生活方式，即使現在沒問題，卻會模仿他人的健康法或進行一些缺乏根據的食養生，或待人傲慢。
- **擔心的人**：我們經常會將人類區分為「身體強壯的人」、「身體較弱的人」，但是，以臨床醫學的觀點而言，應該區分為「耐力強、不擔心的人」與「經常感覺不安、容易擔心的人」。亦即會因想法的不同而出現不同的症狀。
- **害怕疾病的人**：一旦身體稍有不適，就會覺得生命受到威脅，而趕緊看醫生、吃藥、確認檢查值。
- **猛烈型的人變成弱者**：平常熱衷於工作的人，在工作失敗或不順之際，如果身體出現一些小小的症狀，就會想要以生病為藉口來逃避失敗，而急於到診療機構尋找病因。

人體細胞的功能

- 身體的細胞會配合周遭環境的變化而展現行動。例如，氣溫上升時，血液擴張，發汗以調節體溫。亦即為了生存的「自動安定裝置」會發揮作用。
- 控制細胞的構造如下：

①**自律神經**：内臟器官受到自律神經所控制，無法依自己的意志展現行動。例如，我們是不可能命令胃、腸進行蠕動運動或收縮運動的。自律神經分為「交感神經」與「副交感神經」，藉由兩者的平衡而展開行動。一旦這個平衡紊亂時，體調就會崩潰。

②**荷爾蒙**：由内分泌腺等製造出來，微量製造送到體液内的荷爾蒙會刺激細胞，使細胞的形與機能產生變化。包括性荷爾蒙在内，有些物質會引起流鼻水、疼痛等毛病互有關連性。

③**酵素**：在體内存在數千種的酵素，這些酵素能夠使細胞分裂順暢的進行，促進新陳代謝，強化體内的自然治癒力。

心靈的煩惱　　3

生存於現代社會的智慧

「心靈」的危險徵兆

- 「心病」可說是心理長期失調所造成的。下面的人可說是遠離自然健康生活的人。

①每次用餐時都要服用胃藥的人。

②經常服用維他命劑的人。

③臉色不良的人（蒼白、發黑、極端發紅等）。

④食慾不振的人。

⑤每次用餐都會剩下食物的人。

⑥剩下配菜中的蔬菜的人。

- **自己造成的失調**：上述的人①整個生活都是被動的、②與他人的交談欠缺發展與開朗性（牢騷多）、③概言之，不懂得交往之道的人、④外表看起來好像個性開朗，但是談話欠缺內容，令人感覺乏味。

- **想法不好的毛病**：是否為健康體，會受到每天想法所影響。不健康的人，多半是自私、欠缺自立心、協調性與擁有一些壞習慣的人。結果自作自受。治療的方法，就是要「擁有自己的價值觀」。

何謂「心理的健康」

- 根據 WHO（世界衛生組織）的憲章規定，所謂健康，不單是「不生病」的狀態，乃是「精神、身體、社會都良好的狀態」。其中，「精神的良好狀態」是指以下的情形：

①經常擁有自己的興趣與目的，儘管獨處也不會覺得無聊。

②與他人和睦相處，重視連帶感，但卻不會為他人的價值觀所動搖。

③不會因為各種資訊（報紙、電視、雜誌等）而一喜一憂，凡事能夠自行判斷。

④不溺愛家人，謹守夫妻子女應盡的責任。

⑤好交友，與同時代的人具有同樣的興趣，喜歡與有思考力的人接觸，加深對事物的了解。

⑥老後想要從事一些工作。亦即會尋找一生的工作。

⑦如果認為「便利快樂」的東西是不自然的，那麼這可說是生存在這個浪費、污染時代的健康想法。

3　心靈的煩惱

消除壓力是解決之道

職業婦女的壓力

- 工作中承受各種的壓力，以下2種是女性特有的壓力：

①**女強人症候群**：拼命工作，給予人私生活也很充實的印象。但是相反的，卻有呼吸困難、頭暈、虛脫症等壓力症狀。因為要盡妻、母、職業人士、鄰居等的責任，希望將自己的角色扮演得很完美。因此背負太多的壓力，造成疲勞蓄積。亦即強烈自覺到「女性優越感」所產生的反彈症狀。

②**高科技壓力**

- 處理 OA 裝置者會產生特有的身心狀態，稱為「OA 症候群」或「VDT 症候群」。此外，以中老年層為主，不習慣操作電腦，造成不安型高科技恐懼症也增加。

- **症狀特徵**：①眼睛疲勞為主的視覺負擔。②肩膀痠痛、頭痛、自律神經失調、生理不順。③神經症、憂鬱症等症狀。

主婦的各種壓力

①**育兒神經衰弱**：產後一週左右，沒有任何原因會陷入不安狀態中，經常流淚，形成「母親的憂鬱」，以此為關鍵，甚至會發展為「育兒神經衰弱症」。

②**空巢症候群**：子女們到青春期以後，開始「脫離父母的身邊」，想要獨立。丈夫工作忙碌，經常不在家。這時，家庭已經不再是「愛巢」，自己一個人留在家中，形成一種空虛的心情，因此罹患神經症、憂鬱症的中年女性增加。

③**酒精依賴症**：由於上述的煩惱與壓力，又無可以坦白、傾訴心情的親友，為了掃除心中的陰霾，因此在廚房喝酒。造成廚房酒鬼的增加。等到他人發現時，已經罹患「酒精依賴症」。

④**其他**：廚房症候群（每當做飯菜時，就會感到頭暈、頭痛）。趴下症候群（在廚房，一直趴下，每次要工作時就會想吐或頭暈）等等。

壓力病　4

身心互相影響

自律神經失調症

- **症狀**：臉發燙、肩膀痠痛、下半身浮腫、頭暈、麻痺、頭痛、腰痛、全身倦怠、心悸、胸部壓迫感、呼吸急促、胃腸異常、食慾不振、惡寒等全身性的症狀。此外，也包含過敏性大腸（69頁）、不定愁訴（84頁）。
- **原因**：由於肉體、精神的壓力，導致交感神經與副交感神經，亦即自律神經的失調。
- **治療**：除了藥物之外，進行心理療法或自律訓練法也有效。

偏頭痛

- **症狀**：覺得眼前閃閃發亮，突然出現劇烈刺痛感並伴隨嘔吐症狀，經過幾小後就會痊癒。
- **原因**：由於頭周圍血管異常收縮所致。為何會收縮，目前不得而知。
- **治療**：要接受專門醫師的診察。此外，也要努力消除壓力。

神經症（神經衰弱）

- 所有的神經症都存在著「病態的不安」。
- **種類**：①不安神經症，②恐懼症，③強迫神經症，④心氣症，⑤轉換歇斯底里，⑥抑鬱神經症等。
- **症狀**：年輕女性較多罹患恐懼症和強迫神經症，其中還包括紅臉恐懼症、放屁恐懼症、不潔恐懼症、自臭症等，會出現噁心、食慾減退、心悸等身體症狀。
- **原因**：不安、緊張、抑鬱、強迫等心因性原因所致。
- **治療**：要由專門醫師進行心理療法較有效，但是還是要過著放鬆心情的生活。

心臟神經症

- **症狀**：雖然心臟並無異常，但是會有心悸、呼吸困難等，與心臟病同樣的症狀出現。
- **原因**：要因是精神上的壓力，主婦較多出現其原因，是因為夫妻、婆媳，以及與鄰人之間的不睦。
- **治療**：藥物無法產生效果，主要是與醫師進行對話療法，但是還是必須靠自己去克服心理障礙。

4 　壓力病

身心互相影響

憂鬱病

- **症狀**：持續憂鬱的心情、思緒無法集中、判斷力和決斷力減退、不安、焦躁、有悲觀的想法、難以活下去。這種傾向在早上最強，容易出現淺眠，甚至考慮自殺。
- **原因**：做事認真和負責的人、容易熱衷於某些事物者、在家事與人際關係方面求好心切，所謂的執著個性者容易發病。女性大多發生在更年期或生產後。
- **治療**：接受精神科醫師的診察，服用抗憂鬱劑等，但是因為有自殺的危險，所以，除了治療肉體上的變調之外，還必須接受精神科醫師的診察。
- **注意**：絕對不能夠助長其憂鬱病。當本人陷入情緒低潮時，可能考慮「自殺」。要儘量傾聽，讓他發牢騷。

身心症

- 胃潰瘍或高血壓等，具有明顯症狀的肉體疾病的要因，如果是由於「精神上、心理上」的因素時，就稱為「身心症」。
- 因此「神經症」，就是即使再怎麼檢查也無法發覺肉體上的異常或疾病。但是「身心症」，可能會出現一些肉體的病症，例如壓力性胃潰瘍，只要做胃鏡檢查，就可以發現明顯的症狀。
- 身心症並不像癌症、結核病、流行性感冒等明確的身體疾病，它是屬於範圍相當廣的疾病。
- **治療**：與身體的治療平行，進行精神治療。

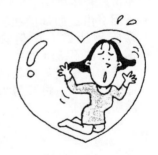

Part

2
減肥與美容

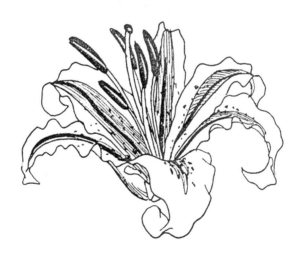

減肥/美容與健康
禮貌

1　減肥的想法

健康是美麗的基本要件

真的需要減肥嗎？

- **女性身體爲西洋梨形是理所當然的**：女性大多由臀部到大腿有脂肪附著，好像水果之中的西洋梨的形狀（男性爲蘋果形）。女性的身體與男性相比時，據說多了30％的脂肪，這個脂肪能夠創造女性圓潤的體形，同時也是能源的儲藏庫，更具有保護內臟和保溫的作用。

- **是否是病態發胖**：胖，證明身體的機能能夠健康的發揮作用，若是不會發胖，則有可能生病。只要不是病態發胖，對自己的身體要更有自信，過著快樂的生活。

不要光是在意體重

- **標準體重是參考**：通常認爲（身高－100）×0.9或（身高－100）×0.6＋20只是標準體重的算法，如果超過10％以上屬於肥胖，少於10％以上則被視爲消瘦。但是，①骨骼和肌肉強健者比標準體重更重。②體重即使在標準以下，可能只是肌肉衰弱，不過其體內脂肪率較高。基於這些理由，光以此做爲判斷減肥的標準內容，尚嫌不足。

美麗的身體比外觀重

- 擁有健康美麗之身體的人，由於沒有多餘脂肪的附著，因此體重比外觀看起來更重。

  此外，光是保持正確的姿勢，會給予人豐滿的印象。各位務必要了解這一點。

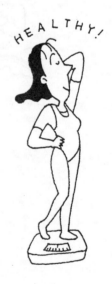

HEALTHY!

減肥的想法　　1

肥胖檢查

- **測量皮下脂肪**：用「皮脂厚計」測量右臂的上背部與右肩胛骨下部，將各自的測定值加起來，以換算表尋求脂肪儲藏率。女性大約以20%，男性以15%為標準。由專家和健身中心測量出的值更是正確。

- **自己測量的方法**：雖然不算正確，可是可以捏右臂上背部，照鏡子。一般超過2cm以上的女性，和超過1.5cm的男性，即表示脂肪附著過多。

減肥目標的決定方式

- 胡亂的減肥只會危害健康，所以了解達成健康美麗的目標是很重要。

- **脂肪儲藏率為25%時：**
  體重55kg的女性
  55×0.25＝13.75（kg）是儲藏脂肪量，因此去除脂肪後的體重是55－13.75＝41.25（kg）。
  要達到理想的脂肪儲藏量20%，因此41.25÷0.8＝51.6（kg）為理想體重。
  現在的體重是55kg，因此55－51.6＝3.4（kg），這就是減肥的目標。

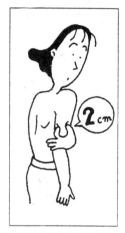

減肥目標計算表

現在的體重		kg
脂肪儲藏率		%
儲藏脂肪量		kg
理想體重		kg
減肥目標		kg

2　　正確的減肥法

健康減肥

均衡飲食＋運動

- 在體內燃燒脂肪：蓄積在體內脂肪要排出體外，只能夠使它燃燒。方法有以下2種，必須兩者併用。
- ①飲食：均衡攝取身體所需的必要營養素。此外，要選擇「容易燃燒的食物」以及「能夠幫助脂肪燃燒的食物」，有效的使脂肪成爲熱量消耗掉。
- ②運動：有氧運動、慢跑、快步散步、騎自行車等，都是能夠幫助脂肪燃燒氧，充分攝入體內的運動。

- **避免過食**：與食量相比，若是消耗量較少，當然脂肪就會蓄積在體內，成爲皮下脂肪，導致肥胖。因此，要知道自己的適當食量，不可過食。

- **不要減食**：勉强減食無法達到健康減肥的效果，所以要正確攝取身體所需的熱量。

愉快的用餐能夠提升效率

- 愉快的用餐，能夠促進飯後的消化、吸收、代謝、儲藏、輸送等，所需要的熱量消耗，稱爲「用餐誘發性體熱產生」。

- 亦即食物吃起來美味、心情愉快，就能夠增强發熱的力量，攝取的熱量其消耗量就能夠增多。換言之，「能夠感覺食物的美味就可以減肥」。

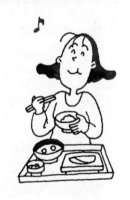

正確的減肥法　2

有時會罹患疾病

勉強減肥很危險

- **無法健全的發育**：在青春期反覆進行減食或絕食的減肥法，就無法得到成長期的健全發育。

- **拒食症**：因為勉強減肥導致拒食症，會引發各種疾病。

- **肌肉減少**：由於減食和絕食，使得體重減輕，但是可能減輕的不是脂肪，而是重要的肌肉。肌肉具有燃燒脂肪和碳水化合物的作用，因此，一旦肌肉減少，其機能就會衰退。

- **長時間空腹對身體造成負擔**：胃長時間處於空的狀態下，就產生飢餓收縮，增強空腹感。結果因為無法忍受而大吃大喝，會造成胰島素的需要遽增，形成胰臟的負擔，這也是引起糖尿病的原因。

- **精神異常**：只吃水果、蒟蒻，持續這種「偏食」的減肥法，會造成很大的壓力，有時甚至會導致精神異常。此外，也可能會違背你的努力，而成為容易發胖的身體。

生菜會導致胃腸障礙

- 女性喜愛的生菜沙拉，但是生菜沙拉不易消化，因此胃弱的人吃了以後，容易引起胃抽筋。所以，胃弱者禁止過食。

- 此外，生菜體積大，吃下以後，會產生滿腹感，但是實際攝取量卻很少，尤其大多是像萵苣等淡色的蔬菜，因此黃綠色蔬菜的維他命A、鐵、葉綠素、胡蘿蔔素等會不足。

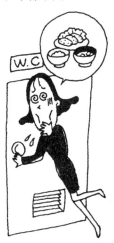

3　飲食法

營養均衡最重要

均衡的飲食

- 減肥，絕對不能夠偏食。身體所需的①蛋白質、②醣類、③脂質、④礦物質、⑤維他命等5大營養素，必須均衡攝取。
- 一天要吃30種以上的食品。
- 鹽分和糖分不可以攝取過多。

含有必要營養素的主要食品

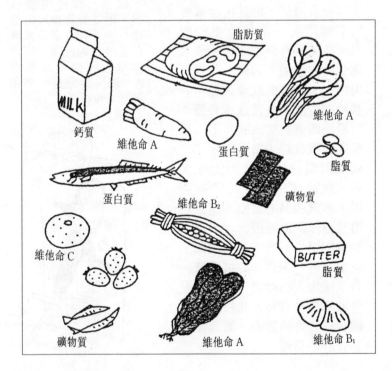

脂肪質

鈣質

維他命 A

維他命 A

蛋白質

脂質

蛋白質

維他命 B_2

礦物質

維他命 C

維他命 A

脂質

礦物質

維他命 A

維他命 B_1

飲食法　3

充分咀嚼・慢慢吃

飲食的重點

- **不吃早餐會發胖**：不吃早餐而上午沒有活力，熱量消耗減少，因此沒有食慾。午餐也吃得很少，下午也沒有活力。到了傍晚時產生空腹感，就會大吃大喝，無法消耗的熱量成爲皮下脂肪。

　　早餐是上午，午餐是下午以後的活動能量，因此才能夠使頭腦、身體充分活動，增加熱量的消耗。

- **充分咀嚼**：咀嚼能夠刺激腦，不僅使腦容易活動，同時也能夠促進唾液分泌，幫助消化。

- **慢慢吃**：吃飽的滿足感要傳達到腦，需要花一段時間，因此，如果吃太快，會吃過量。

- **早餐要吃一份溫熱食品**：早起後體溫較低，因此不要喝冰牛奶或水果，要吃溫熱的食物，才能夠使體內的酵素活性化。

- **午、晚餐外食者**：外食容易導致鈣質與維他命缺乏，應該藉著早餐，攝取含有這些物質的食品，以彌補不足。

高明的利用外食

① **定食優於單品**：樣式多，因此能夠防止吃太快和過食。

② **單品配牛奶或水果**：義大利麵或菜飯等容易導致營養偏差，飯後要上公園或屋頂呼吸戶外的空氣，以彌補不足。

③ **荷蘭芹也要吃**：配菜中的荷蘭芹含有豐富的維他命 C，此外，切片的番茄，必須連皮吃下。

④ **中、和餐優於西餐**：西餐的蔬菜比較少，而且大多是高熱量的食物。

⑤ **煎肉比炸肉好**：炸肉所含的油較多，容易造成油分攝取過量，煎肉、燉肉所用的油較少。

⑥ **比目魚優於金槍魚**：金槍魚、鰤魚等脂肪較多。鯛魚、比目魚、鮪魚是屬於低脂肪的魚。

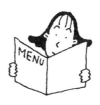

3 飲食法

一定要吃主食

高明的攝取醣類

- **醣類一定要攝取**：飯、麵包等國人主食中的醣類，對人的健康生活上是必要的物質。即使在減肥的人，也必須攝取醣類。想減少飯量者，可以參考右表，以其他的食品補充醣類。
- **注意鹽分**：據說飯會運鹽，麵包會運蛋白質。飯與鹽非常適合。但是必須注意鹽分不能攝取過多。

高明的攝取脂肪

- 減肥者討厭多脂肪的食品，但是如果使用的方法正確，可以防止肥胖。
- 多脂肪的食品，停留在胃的時間較長，可以減少空腹感，因此不需要吃點心。
- 植物油中所含的必須脂肪酸，能夠抑制將醣類變成脂肪的酵素的作用，防止皮下脂肪堆積。
- 用植物油烹調動物性脂肪較少的雞胸肉或白肉魚，能夠成為毫不勉強的減肥藥。此外，因為同時攝取了蛋白質，能夠促進脂肪代謝。

※但是，脂肪仍舊是脂肪，必須注意不可攝取過多。

與一小碗飯具有同樣熱量（160大卡）的醣類食品

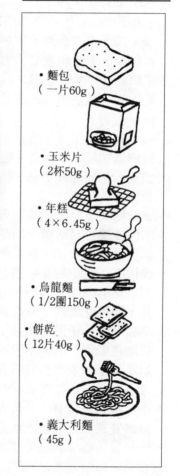

- 麵包
  （一片60g）
- 玉米片
  （2杯50g）
- 年糕
  （4×6.45g）
- 烏龍麵
  （1/2團150g）
- 餅乾
  （12片40g）
- 義大利麵
  （45g）

飲食法　3

飲食優於藥品

高明的攝取蛋白質

- 蛋白質能夠促進脂肪代謝，防止皮下脂肪堆積，是減肥不可或缺的物質。
- 蛋白質是構成皮膚、毛髮、指甲、骨骼、肌肉、血液等的必要營養素，同時，要製造荷爾蒙、酵素、免疫物質等維持生命的重要物質時，也需要蛋白質。

高明的攝取維他命、礦物質

- 維他命或鈣、鐵等的礦物質，雖然可以利用市售的維他命劑或鈣劑來補充。但是健康人，只要從日常的食物中，就可以充分攝取到。
- 這些營養由食物中攝取時，也可以同時攝取食物中的其他成分如磷、鈉、鉀等，能夠達到美容與健康的效果。

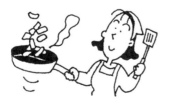

茶能夠幫助脂肪燃燒

- 茶和咖啡中所含有的咖啡因，能夠將體內的脂肪變爲「遊離脂肪酸」，使脂肪容易燃燒。
- 遊離脂肪酸與氧結合時，就會燃燒，但是，一旦氧缺乏，就無法燃燒，會變回原先的脂肪。
- 因此喝茶或咖啡之後，爲了使氧進入體內，最好進行有氧運動或慢跑等運動。這樣能夠達到減肥的效果。

下酒菜的重點

①毛豆優於維也納香腸：雖然香腸很適合下酒，但是同樣是蛋白質，最好選擇涼拌豆腐或羊栖菜煮大豆、毛豆等較適宜。
②推荐的下酒菜：醋拌海帶芽、味噌田樂、鹽烤香菇等，這些都是含有豐富的維他命礦物質，以及食物纖維的低熱量食品。
- 飲食不規律、飲酒較多的人，必須選擇脂肪較少，而且容易消化的食品。

4　運動法

氧燃燒脂肪

有效的有氧運動

- **使用慢肌的運動比較好**：活動肌肉時，會慢慢收縮的肌肉稱爲慢肌（紅肌）。慢肌有許多微血管，血液將氧送到慢肌中的線粒體時，就能夠進行脂質代謝，燃燒脂肪。因此，使用慢肌的運動，能夠供給大量的氧，同時也能夠提升慢肌的脂質代謝機能。

- **使用快肌的運動不好**：活動肌肉時，會產生快速收縮的肌肉稱快肌，就像全速跑步、用力等激烈運動時所使用的肌肉。這時的熱量是在「無氧」狀態下發生，因此脂肪無法燃燒。此外，快肌具有容易肥大的性質，因此會形成「隆起的肌肉」。

有氧運動例

- **有氧舞蹈**：可以在健身房進行。
- **走路**：用比平時更快的步伐，長時間走路。
- **慢跑**：不要勉強加速，進行慢慢的長時間跑步。
- **其他**：騎自行車、游泳、跳繩、爬山等。

選擇一年中可以定期持續進行的運動

- 有氧運動持續2～3天之後就不做，這是沒有效果的。此外，如果1天拼命運動，但是接下來1～2週什麼都不做，這也是無效。
- 1天的運動量比較少，若是不能夠每天或一週進行2～3天，持續運動，則無法產生效果。
- 此外，夏天慢跑，但是因爲冬天天冷，就中止進行，也無法見效。
- 若是想在一年中能夠進行有氧運動，則需要考慮適合自己的項目和時間表。

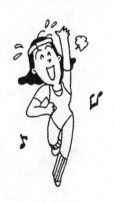

運動法　4

邊測量心跳數邊運動

脂肪容易燃燒的心跳數

- 進行運動時，要以適合自己的運動強度來進行。
- **最高心跳數**：剛出生嬰兒的心跳數，1分鐘最高達到220下，其數目依年逐減1下，因此220－自己的年齡＝最高心跳數。
- **體力別脂肪容易燃燒的心跳數**：最高心跳數的①普通體力者→70％，②運動不足者→60％，③訓練者→80％，是脂肪容易燃燒的心跳數。
- 20歲運動不足者則是：（200－20）×0.6＝120（下）。

有氧運動的重點

- **保持脂肪容易燃燒的心跳數**：進行有氧運動或走路等運動時，必須經常測量心跳數，按照右上的方式計算自己的「脂肪容易燃燒的心跳數」，並努力維持。
- **飯後經過2.5～3小時之後再做運動**：剛吃完飯，血液集中在胃部，不適合做運動。
- **補充水分**：必須補充因為運動出汗所流失的水分。冰冷的水比較容易吸收。

脂肪容易燃燒的心跳數計算表

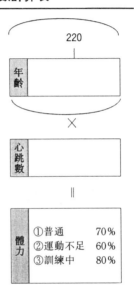

①普通	70％
②運動不足	60％
③訓練中	80％

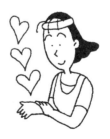

5 錯誤的減肥法

不要產生錯覺。

即使減食也無法瘦下來

- **脂肪細胞增加**：動物的身體在食物減少時，爲了防止飢餓，身體的構造會產生變化，不使用儲藏的脂肪。當食物攝入體內時，儘可能多儲藏一些脂肪，這時酵素功能非常旺盛。此外，脂肪細胞的數目也會增加。一旦脂肪細胞增加以後，就不會減少。反覆的進行減食或絕食，反而會發胖，變成不容易瘦下來的體質。

流汗也不會瘦

- **暫時體重減輕**：做一些會流汗的運動，體重減輕1～2kg，但這只是暫時的現象，因爲脂肪不溶於水，所以不會隨著汗一起排出體外，即使以三溫暖流汗，也不可能達到「減肥」的效果。
- **水胖與浮腫**：身體內的水分，在健康時大致維持穩定。多餘的水會成爲汗或尿排泄掉。如果無法排泄則會形成「浮腫」狀態，可能是罹患腎臟病等。
- **水不足是老化的根源**：流汗以後，必須充分補充水分。水不足是非常危險，而且也會加速老化。

年輕女性的「減肥傾向」非常危險

- 十幾、二十歲少女的「減肥傾向」，會形成發育不良的身體，甚至導致拒食症，形成社會問題。原本減肥是因爲心臟病等成人病所採用的「爲消除肥胖所採用的食療法」。
- 亦即由於工作場所自動化、家庭電器化的普及，個人身體活動的機會減少，再加上高蛋白、高脂肪、高熱量的飲食生活，導致肥胖，使成人病增加，死亡率也增高，因此需要減肥。
- 所以，青春期的年輕女性因爲有「減肥傾向」，進行減肥，任意減食或偏食，施行錯誤的減肥法，導致荷爾蒙異常或無月經，形成發育不良，甚至無法生育。所以，這是必須防止的。

錯誤的減肥法　　5

確認根據以後再進行

敲打、揉捏？

- **脂肪不燃燒就不會減少**：一些「揉捏法」「滾動法」「泥浴法」等的各種瘦身法都出現，但是脂肪如果不燃燒就不能夠減少。如果自己無法活動者，可以藉著外科手術去除脂肪。但是除了動手術的部分以外，附著於內臟的脂肪仍然留著，所以脂肪是不可能經由揉捏加以去除。不過，到底脂肪到哪裡去了呢？
- 此外，一些「減肥書」的說法，大多是毫無醫學根據，所以不可任意施行，必須先調查確認其醫學根據之後，才進行。

便秘與肥胖

- **即使便秘也不會肥胖**：相信各位都了解，糞便並非脂肪，因此，便秘與肥胖完全無關。有人認為「一旦肥胖體重會增加」，因此立刻使用瀉藥，這是毫無意義的。當然便秘本身對身體不好，因此必須在生活上下工夫，以消除便秘。

不可能部分減肥

- 經常有人進行「瘦腰運動」「瘦手臂運動」等，但是光是活動這些部位，脂肪仍然無法有效的燃燒。看起來似乎變瘦，事實上只是肌肉鬆弛，皮下脂肪往下拉，並非脂肪減少。

- 藉著燃燒蓄積在體內的脂肪，減輕脂肪體重，全身才會變得苗條。

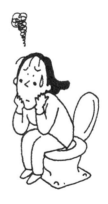

6　疾病與障礙

會有生命危險

拒食症

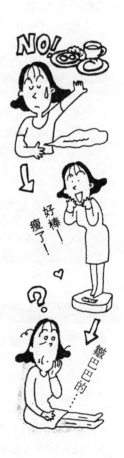

- 醫學上稱爲神經性食慾不振症，以青春期和年輕女性較多見。拼命想減肥和勉強減肥所致。
- **症狀**：①食慾不振。②體重極端減輕時，有時會危及生命。③荷爾蒙異常、無月經。④脱毛。⑤肌膚乾燥。⑥形成皮包骨老人般的臉形。
- **原因**：①「不想成爲大人」，這種討厭成熟的心理因素做祟。尤其與母親關係不佳時，更容易發生。②獨自在都會中生活的壓力。③勉強減肥等。
- **治療法**：因爲顯著消瘦，因此需要利用點滴或導管補給營養，同時也要到内科、婦科、精神科就診或服用鎮靜劑。此外，家人與朋友的鼓勵是很重要的。2/3的患者會自然痊癒，或藉著治療而復原。剩下的1/3的人，則可能會慢性化，無法適應社會。
- **注意**：本人大多不會自覺到自己的異常，必須經由周圍的人發覺，並且勸他儘早接受治療。

疾病與障礙　　6

壓力與飲食的關係

過食症

- 由於減肥和社會生活的壓力，因此會吃很多的東西，這就是過食症。
- **症狀**：①拒食症者，有一天突然多食。②受到來自社會的壓力，因此亂吃東西或大量飲酒。③因爲減肥而減食，到了晚上時，耐不住飢餓，會亂吃點心等食物。
- **對策**：必須終止勉強減肥，儘量將壓力朝別的方向發散，如果靠自己的力量，無法控制時，要找專門醫師商量。

壓力肥胖

- 青春期、產後、更年期的荷爾蒙平衡容易失調的時期，內分泌與腦的丘腦下部出現毛病，就會導致病態肥胖。
- **肥胖的關鍵**：可能是因爲考試失敗、失戀、工作場所的壓力等，都是其關鍵。
- **突然的肥胖要到醫院就診**：有時因爲腦腫瘤、髓膜炎等，造成食慾中樞受損、導致肥胖。這是突然的肥胖，必須接受專門醫師的檢查。

主食不足引起肥胖或肝臟毛病

- 因爲太胖而不吃飯和麵包等醣類源，光吃肉、魚、蛋等蛋白質，蔬菜與水果，如此一來，醣類不會成爲皮下脂肪蓄積體內，所以身體會逐漸消瘦。
- 長時間不吃醣類食品的飲食，不足的熱量，會由創造身體的蛋白質中奪取，因此基礎體力不斷的減退，身體形成酸性化，容易疲倦。換言之，這就是「自己吃掉自己的身體」。
- 因此，體蛋白不足時，血液中的蛋白質會被用掉，導致貧血。
- 如果不重新攝取醣類，原本當成醣源而儲存在體內的葡萄醣，會消耗掉，使得肝臟的醣源減少，解毒作用因而減退，容易有長腫疱與皮膚粗燥的情形出現。
- 人的腦必須氧化葡萄糖，以形成熱量源。一旦不足，功能失調，會產生焦躁、無氣力的症狀。

頭　髮　1

自己無法恢復

毛髮的構造

- **一天掉50～60根頭髮**：一般而言，毛髮的數目有10萬根，女性3～5年，男性2～4年內會更新。1天大約掉50～60根頭髮。

- **毛髮是死的細胞**：形成毛的毛母細胞，一邊接受營養一邊製造毛，但是長出皮膚表皮的是死去的細胞，因此，其本身不具有恢復的能力。所以受損的毛髮，會一直保持其狀態，持續成長。如果不修剪整髮，在壽命終結掉落之前，會一直維持受損的狀態。

頭髮受損的原因

- 使用與髮質不合的梳子或燙髮過度、整髮、洗髮、吹風、整燙等錯誤的方法，會損傷毛髮。

- 此外，毛髮是角蛋白，因此一旦水分不足時，容易乾燥、分叉。

- 夏天陽光的直射，或是吹海風，會使水分和油脂的成分失調，損傷毛髮的表面，色素也因而招致破壞，產生變色。

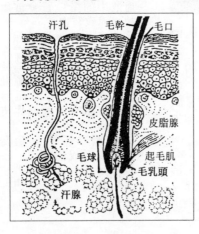

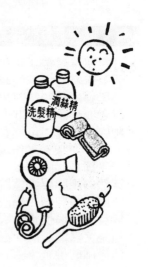

頭 髮 1

消除頭髮的問題

分叉、斷裂

- **症狀**：頭髮無滋潤、髮梢形成分叉、斷裂的狀態。
- **原因**：染髮劑、整髮劑、燙髮劑、洗髮精等，如果不適合髮質，或是使用錯誤時，就容易發生。此外，吹風、整燙過度也會出問題。
- **處理**：用護髮等方式防止症狀惡化。但是如果症狀不良時，最好修剪。

頭皮屑症

- **症狀**：頭皮的角質層伴隨發癢症狀脫落，即稱為「頭皮屑」。任何人都會有，病態的則稱為「粃糠症」，就是會有米糠狀的頭皮屑脫落。
- **原因**：①青春期、初老期較容易發生皮脂腺過度分泌。②全身營養狀態低落。③慢性疾病。④微生物的繁殖。⑤不清潔。⑥精神壓力。⑦遺傳所致。
- **處理**：①使用去頭皮屑的洗髮精，並勤加洗頭。②進行頭皮按摩。③仔細梳髮。④進行日光浴、外氣浴。⑤嚴重時要接受專門醫師的診療。

正確洗髮的重點

①**髒了就要洗**：如果決定幾天洗一次頭，這是很不自然的作法。刮強風的日子、流汗的日子即使1天也容易變髒。如果覺得發癢、有異臭、毛髮失去光澤時，就是髒的證明。

②**最初先沖洗**：最先用溫水將污垢沖掉。

③**不要用指甲抓**：會成為損傷頭皮的原因，因此不要用指甲抓，用指腹按摩頭皮似的，進行清洗。

④**很髒時需要洗兩次**：第一次的洗髮精略微沖洗之後，再使用第一次洗髮精的半量，進行第二次的清洗。

⑤**沖洗乾淨**：用許多溫水沖洗乾淨，如隔天出現無光澤或頭皮屑的現象，則表示沖洗不乾淨。

⑥**潤髮**：使用適合頭髮的潤絲精或滴1～2滴的醋在溫水中，沖洗頭髮。如果使用潤絲精時，還要再用溫水沖洗乾淨。

⑦**去除水分**：用乾毛巾不要摩擦，以按壓的方式去除水分。

1　頭　髮

消除頭髮的問題

紅　髮

- **症狀**：黑色頭髮逐漸變紅。
- **原因**：①體質所致。②洗髮精等的錯誤使用法所致。③吹風過度。
- **處理**：使用洗髮精之後，沖洗不當，可能會導致紅髮。所以像早上洗髮，這種慌慌張張洗髮的方式，無法充分的沖洗乾淨。所以必須多花一點時間，好好的洗髮。

白　髮

- **症狀**：毛球（在毛根部）爲配合毛的生產，形成色素細胞。但是由於老化、機能減退、消失時，毛髮就會變白，這是很自然的。但是10幾歲、20幾歲時出現白髮，就有問題。
- **少年白的原因**：
  ①體質所致。②鏈黴素等藥物副作用。
- **處理**：只能夠用染髮劑染髮。雖然廣告之中，有許多治療白髮的方法，但是到目前爲止，尚無有效的方法。

圓形脫毛症

- **症狀**：突然頭髮出現圓形狀的脫毛現象，可能會波及幾處。與年齡無關，隨時都有可能發生。掉髮的場所與未掉髮的場所之交界處非常明顯。
- **原因**：幾乎皆來自精神、肉體壓力所致。此外，據説可能會因爲自律神經和血管機能異常，以及內分泌障礙等問題，使對毛髮營養的補給失調而引起。
- **對策**：①去除壓力的原因。②擁有足夠睡眠。③注意營養均衡的飲食生活。④控制煙酒的攝取量。⑤不要光是想脫毛的事情，要轉換心情。⑥不要害怕洗髮，好好的洗髮。
- **治療**：通常放任不管，脫毛會自然停止，經過幾個月之後，自然會痊癒。但是如果接受專門醫師的診療，則能夠迅速的痊癒。

肌　膚　2

消除肌膚問題

斑點、雀斑

- **症狀**：黑色素沈著於皮膚，使這部位發黑。
- **原因**：因爲紫外線、外傷、摩擦等原因，造成黑色素生成和沈著。此外，如果起因是肝病、卵巢、子宮機能障礙時，則會形成肝斑（色素斑）。
- **治療**：如果起因是來自疾病，則必須治療疾病。一般的斑點、雀斑，一旦形成後，就很不容易治好。爲使其變淡則要①大量攝取維他命 C。②糖分攝取過多時，血液呈酸性，肌膚容易過敏，也會成爲雀斑的原因，因此必須避免。③攝取對皮膚新陳代謝而言必要的良質蛋白質。
- **預防**：避免紫外線的照射。
①避免陽光的直射：可以塗抹防曬劑，一旦塗抹以後，可能會因爲流汗而流失掉，因此必須重新塗抹。此外，在使用前，必須做肌膚測試，確認其安全性之後，才使用。
②注意化妝品和古龍水：噴古龍水或擦化妝品後，接觸紫外線時，可能會導致斑點的産生。

日曬的處理

- 陽光具有在體内産生維他命 D 的作用。因此日光浴很重要，但是它卻會加速皮膚的老化，或引起皮膚癌。所以，像海邊、山上的強烈日曬，會造成如燙傷般的傷害，因此需要仔細的護理。
①**發燙或刺痛時**：用冰毛巾冷敷整個臉，抑制發炎症狀。等到毛巾溫熱時，必須勤加更換。
②**不要使用肥皂**：只要用水，以拍打的方式洗臉即可。
③**不要化妝**：化妝、敷面、按摩等都會成爲肌膚的刺激，必須避免。
④**發炎症狀消除之後**：用化妝棉沾柔軟化妝水，以按壓的方式補充水分，然後再抹乳液，以防止乾燥。
⑤**大約花1個月**：要使肌膚恢復原來的狀態，需要花較長的時間，如果想要儘快使其復原，可能會産生問題，所以要多花一點時間，慢慢的進行。

2　肌　膚

消除肌膚問題

面　皰

- **症狀**：面皰要完全長出，需要4個月的時間。症狀會有以下的變化：
- ①**初期**：面皰菌產生的酵素，使皮脂產生化學變化，出現小的發炎症狀。皮膚不會隆起，外觀上不易發覺。
- ②**中期**：因發炎而表皮受損時，為了治療損傷，表皮會急速成長，角質層增厚，毛囊增大，長出腫皰。
- ③**末期**：腫皰被化膿菌侵入，造成二次感染，或紅腫、化膿。嚴重時會破壞表皮，同時面皰的膿進入皮膚之中，朝側面擴張，污染周圍的毛囊，形成面皰塊。即使痊癒，由於皮膚損傷過劇，因此，為了修護表皮周邊細胞，不斷增殖以覆蓋傷口，會使傷口部位的角質層增厚，導致表皮出現凹凸情形。
- **原因**：①男性荷爾蒙增加、皮脂分泌增加。②維他命類不足。③細菌。④偏食。⑤不適合的化妝品。⑥便秘。⑦體質。⑧極端減肥導致肝臟毛病等。

面皰症狀的變化

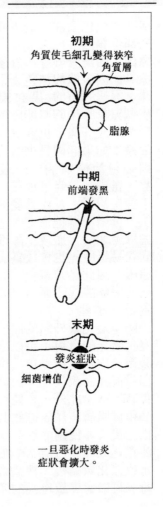

初期
角質使毛細孔變得狹窄
角質層
脂腺

中期
前端發黑

末期
發炎症狀
細菌增值

一旦惡化時發炎症狀會擴大。

肌　膚　2

- 治療：面皰，只要早期發現加以治療，就不會變化，也不會留下凹凸的疤痕。
- ①初期（開始形成時）：①用肥皂仔細的清洗臉。避免使用清潔霜。②多餘的油脂要勤於擦拭，保持肌膚的清潔。
- ②中期（長腫疱的狀態）：①不要化妝。②的部位保持清潔、乾燥。③不能夠用不潔的手擠壓。④腫疱的皮脂排出，必須接受醫師的指導、進行。
- ③末期（化膿）：①要服用醫師的處方藥，抑制細菌的活動。②洗臉保持患部乾燥。

鯊皮樣皮膚

- 症狀：青春期起常會發生，過了青春期之後，據說會逐漸消失。手足毛細孔的部分，隆起如粟粒般大。有時會成為刺狀。觸摸時覺得很粗糙，就如鯊魚皮一樣。因此稱為「鯊皮樣皮膚」。
- 原因：由遺傳性的素質所引起，皮脂腺、汗腺異常。
- 治療：沒有特別的治療法，只能夠抹含有角質溶解劑的軟膏，去除角質。此外，必須注意避免皮膚乾燥。

面疱菌的真相

- 面皰菌稱為座瘡桿菌，人的健康皮膚上也有。
- 此外，有一種毛囊蟲，會寄生於毛細孔，所產生的顆粒比座瘡桿菌更大，會出現強烈的發紅、發炎症狀。毛囊蟲具有從一個毛細孔移到另一個毛細孔的特徵。

顏面黑皮症

- 症狀：與斑點同樣的，會出現色素沈著現象。最初會使臉發紅、發癢，逐漸的皮膚會發黑。
- 原因：由於臉的過敏等所致，幾乎都是化妝品引起的斑疹情形。
- 治療：①到皮膚科接受正確的治療。②與斑點的處理方法不同，因此必須藉著是否會發癢等症狀來分辨，如果治療錯誤，有時反而會導致症狀惡化。③多花一點時，一定能夠治癒。

2 肌膚

損傷肌膚的原因

化妝品的使用方法

- **化妝品要分季節來使用**：化妝品有夏季用、冬季用兩種，未用完的不要再留到下一季使用。由於使用時，手指、空氣的接觸，雜菌容易在其中繁殖，導致化妝品不乾淨。
- **即使在使用期限之內也要丟掉**：有些化妝品，如果放在未開封的密閉容器中，雖然可以保存5～6年，但是一旦開封之後，接觸空氣和手指，卻只能夠用兩年。
- **睡前卸妝**：①化妝品大多是粉底、蜜粉等粉末狀的物品，長時間抹在臉上，混上皮脂、汗、大氣之中的灰塵等，會對皮膚造成負擔。②此外，化妝品本身會吸收皮膚的水分和油分，造成皮膚乾燥，成為肌膚乾燥的原因。③為了防止脫妝，有些化妝品的成分會阻礙皮膚呼吸。④使用清潔霜以後，為了避免油脂殘留，必須洗淨臉部。對於肌膚的更新而言，夜晚洗臉是不可或缺的要件。

嗜好品對肌膚的影響

①**煙**：尼古丁的藥理作用，而造成血液循環不良，氧不完全燃燒致產生一氧化碳，吸入以後，會造成末梢氧不足，使臉色變差。
②**酒**：適度飲酒能夠增進食慾，消除精神壓力，提高汗腺和皮脂腺的分泌，達到美肌效果。但是飲酒過量，會提高維他命類的消耗量，使肝臟疲累，造成反效果。適量度為何？依個人體質不同而異，要知道自己的適量度。
③**咖啡、紅茶等**：咖啡因會使黑色素沈著，但是目前尚無醫學上的證明。總之，只要不飲用過量，它具有消除壓力效用，對肌膚而言，也是有幫助。
④**香辛料**：胡椒、大蒜、辣椒、山葵、芥末等香辛料，會使血管擴張，提高皮脂分泌。如果是一般的使用方法，不會對肌膚造成影響。

肌　膚　2
你不知道的正確方法

洗臉法

- 早起洗臉是孩提時代養成的習慣。但是很多人不知道正確的洗臉法

①**用水沖洗**：只用溫水充分沖洗。

②**按摩**：洗面皂搓起泡沫之後，用泡沫輕柔的按摩肌膚。

③**充分洗淨**：重新換水或使用溫水，充分洗淨殘留的泡沫。

④**擦乾水分**：用乾毛巾去除水分，使用習慣的化妝水調理肌膚。

⑤**護理**：最後，利用乳液或乳霜，補充沖洗掉的水分和油分。

- **防止問題**：

　①洗面皂不要在乾燥肌膚上摩擦。

　②洗面皂的殘留，會成爲肌膚乾燥的原因，一定要充分沖洗乾淨。

　③皮脂分泌增加，或容易長面皰、腫疱者，如果清洗過度，會造成肌膚緊繃和過度乾燥的原因。

敷臉和按摩

- **敷臉的效果**：①防止汗的蒸發，增加角質的水分，使肌膚柔軟。②污染藉著水分膨脹，會浮上來。③敷面劑撕下以後，皮膚開始進行普通的呼吸，水分蒸發，污垢會附著在敷面劑上，因此撕下敷面劑時，肌膚變得很乾淨。由於污垢所造成的皺紋，也會消失。

- **按摩的方法**：放鬆手指的力量，輕輕的如下圖所示般，由下往上，由中心往外，進行基本按摩。

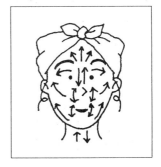

2 肌 膚

肌膚濕度會改變

季節性的護理

- **春天的護理**：冬天的冷空氣和低溫、乾燥，爲了保護肌膚抑制角化現象，表面增厚。等到春天時，氣溫上升，新陳代謝旺盛，皮脂腺、汗腺分泌活躍。這時皮膚尚未脫離冬天的狀態，因此容易形成面皰、腫疱。注意保持清潔，冬天使用油性化妝品者，必須更換爲中性化妝品。

- **夏天的護理**：紫外線、氣溫、濕度較高的時期，汗和皮脂的分泌增加，肌膚容易變得不乾淨。此外，由於暑熱導致食慾不振、睡眠不足，會使痱子和面皰變化。因此必須注意均衡的飲食和休養。同時也要注意冷氣所造成的肌膚乾燥問題。

- **秋天的護理**：由於夏天日曬等形成疲勞的肌膚，要藉著敷面、按摩，使肌膚儘快復原。同時這也可以防止斑點的產生。

- **冬天的護理**：寒冷使皮脂腺、汗腺的機能減退，皮膚容易乾燥。睡前要藉著化妝水和乳液等，充分補充水分和油分。

美肌與睡眠的關係

- **新的細胞在睡眠時製造出來**：皮膚細胞約經過30天的週期，會更換新的細胞。食物中的蛋白質，藉著成長荷爾蒙，製造出新細胞。事實上成長荷爾蒙的分泌，是在睡眠時的「慢波睡眠」時。因此，睡眠不足對肌膚會造成敏感的影響。

- **夜晚的新陳代謝旺盛**：即使睡午覺也會分泌成長荷爾蒙，但是效果遠不及晚上的睡眠。晚上10時到隔天4時左右，是皮膚新陳代謝旺盛的時候。

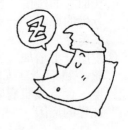

眼 睛 3

健康狀態檢查

由眼睛了解的疾病

- 要了解健康狀態，在洗臉時可以做檢查。
- **眼白發黃、混濁時**：黃疸。
- **眼睛突出、太大**：巴塞杜症。
- **眼瞼腫脹**：有時好像一直殘留著睡眠時的痕跡，臉有一點腫，眼瞼腫脹可能是腎臟引起的浮腫。
- **眼瞼發黃發疹**：高血脂症引起的黃色瘤。
- **瞳孔發白**：白內障。
- **黑眼珠發白**：圓錐角膜等（青春期容易發生）。
- **有眼屎**：結膜炎、內翻症（睫毛倒長）。
- **東西看起來是歪斜的**：腦腫瘤。
- **一到晚上看不清楚**：有時需要花較長的時間，才能夠熟悉黑暗。可能是夜盲症、網膜色素變性症、老花眼。
- **暴露在強烈紫外線之中，會感覺疼痛，眼睛充血**：雪盲等。
- **眼內好像有線屑或水滴附著**：飛蚊症、玻璃體出血、眼底出血、網膜剝離。

有益於假性近視的運動

①閉眼，用手指輕壓雙眼，大約靜止20秒。
②雙眼交互進行，用另一隻手指，由上方敲打按壓在眼瞼的手指。
③雙手拇指抵住枕部的頸窩，用指腹朝著眼睛的方向，往上推。
④推5～6秒以後，休息。反覆進行3次。

創造生動表情的眼睛運動

- 創造富有魅力的表情，有時要做以下的運動。

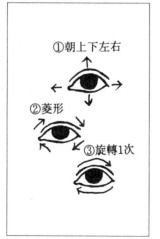

①朝上下左右

②菱形

③旋轉1次

4　臉色、嘴唇

健康狀態的檢查

由臉色了解的疾病

- **發白**：貧血。同時指甲和眼瞼結膜發白。
- **紫色**：心臟所引起的青紫病。
- **黃色**：黃疸等肝臟疾病。柑皮症。
- **黑色**：阿狄森病。
- **紅色**：以鼻爲軸，兩頰呈蝴蝶張翅狀的紅色，爲全身性紅斑狼瘡。

由嘴唇了解的疾病

- **發白**：貧血。
- **紫色**：心臟引起的青紫病。
- **嘴唇兩端脫皮、長水疱、出血**：口角炎。
- **整體乾燥、腫脹**：化妝品的斑疹或寒冷造成的口唇炎。
- 女性大多塗口紅，所以實際上很難察覺其嘴唇的顏色。在化妝前必須仔細觀察唇色，健康時嘴唇得到大量血液的供給，因此罹患疾病時，顏色就會產生變化。
- 此外，卸妝後再接受醫師診察。醫師必須檢查臉色、嘴唇的顏色，因此只要在自然肌膚上，抹一點乳液即可。

顏色檢查的重點

- 如果是照射螢光燈，或微暗處時，臉色會改變。因此要檢查臉色時，必須在太陽光能夠照射到的明亮處。
- 此外，皮膚白皙者，或是小麥色皮膚者，天生具有不同的肌膚顏色，所以表情是否生動也是檢查健康狀態的重點。
- 除了臉色以外，抽筋、歪斜、僵硬等異常的檢查，也是必要的。

口角炎

- 由於細菌感染所致。大多是因爲維他命 B_2 的缺乏所造成的，因此必須攝取大豆、蛋、肉等含有維他命 B_2 的食物。

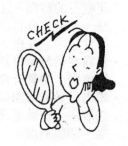

指 甲　5

觀察自然的指甲

指甲的問題

- **發黃、混濁**：甲癬。香港腳的白癬菌進入指甲間所致。
- **根部腫脹**：念珠菌症。由於陰道等的念珠菌引起，會有強烈發癢症狀。
- **薄而柔軟**：指甲軟化症。原因是營養不足和貧血所致。
- **雙片指甲**：由於指甲刀或手使用過度，引起使用指甲刀的水平刀刃剪指甲的曲線剖面時，形成肉眼難見的裂痕也是其原因。此外，以剉刀修指甲時也會發生。
- **指甲破裂**：去光水使用過度、指甲乾燥時就會發生。

由指甲的表情了解健康狀態

①有白斑：腎變病。
②有橫溝：高燒或壓力。
③有點狀的陷凹：皮膚病。
④指甲如湯匙般塌陷：缺鐵性貧血。
⑤白濁有直條紋：肝硬化。
⑥指甲的生長好像包住手指般：肺部疾病。
⑦有黑色的直條紋：阿狄森病。
⑧指尖較粗：肝病。

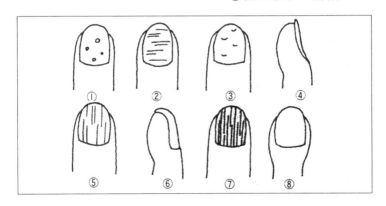

1　口　臭

暫時性或病態

口臭對策

①經常保持口腔清潔。
②吃過東西以後，使用能夠消除氣味的牙膏，清洗牙齒與口腔。
③含仁丹或含有葉綠素的消臭劑等。
④好像咀嚼牛乳似的吞下。
⑤嚼5～6顆咖啡豆，然後嗽口。
⑥充分咀嚼綠茶葉，然後嗽口。
⑦喝海帶芽味噌湯，或嚼花生。
⑧如果是酒臭，則喝柿泥汁。
⑨牙結石積存也會引起口臭，因此必須定期到牙科去除牙結石。
⑩如果原因是來自疾病，就必須去除疾病。

成爲口臭原因的疾病

• 成爲口臭的疾病不加以治療，則無法根本解決口臭問題。
①**牙齒與牙齦的疾病**：蛀牙、齒肉炎、牙周病。
②**糖尿病**：出現難以治癒的蛀牙時。
③**全身性疾病**：胃炎、食道狹窄、支氣管或肺等有痰積存的疾病。
④**鼻子的疾病**：慢性副鼻腔炎（鼻竇炎）、慢性鼻炎。
⑤**喉頭部的疾病**：慢性喉頭炎。
⑥**營養不良**：口內炎、舌苔。

對口臭有效的植物

• **可常食者**：花椒、香椒子葉（直接吃、或涼拌味噌）、紫蘇葉、紫蘇果穗、橘子、檸檬等。對於因爲消化不良所引起的口臭有效。
• **可嚼生葉者**：釣樟、芹菜、薄荷、樟、龍腦菊、生茶葉等。
• **用煎液漱口者**：桃葉、枇杷葉、蕺草葉、忍冬葉、筋骨草、豬籠草的全草等。

刷牙法

• 牙醫都建議人不要使用牙膏刷牙。其理由如下：
①牙膏大多會起泡，因此污垢是否去除不得而知。
②牙膏中所含的研磨劑會損傷牙齒。
③牙膏帶有清爽的味道和香味，就算污垢未除，也會覺得好像刷得很乾淨。
④使用牙膏時，如果沒有水就無法刷牙。

狐　臭　2
日常工夫很重要

狐臭的原因

- 狐臭稱爲臭汗症（液臭症），不是病，是一種體質。汗腺具有調節體溫而分佈於全身的「小汗腺」，以及在青春期時會急速發育、分泌的「頂泌腺」。
- 頂泌腺在腋下最多，流出的汗成分複雜，而且接近毛根，因此附著於皮膚的細菌產生作用，會分解汗，產生異臭。所以利用日常對策就能夠消除，但是嚴重時，可以切除長毛部分的皮膚，必須與專門醫師商量。

狐臭對策

①勤於刮除腋毛。
②每天洗澡，用含有殺菌劑的肥皂清洗。
③穿通風佳的衣服，流汗要立刻擦拭。使用沾有酒精的棉花或濕巾都很方便。
④外出時，抹止汗劑也有效。
⑤汗臭有時會受到食物的影響，例如，像大蒜等臭味較强的食物，儘量避免食用。

足臭的對策

①儘量延長光腳的時間。
②外出前和回家後，要用含有殺菌劑的肥皂洗腳。
③外出時，洗過腳之後，在指間與腳底抹制汗劑。
④隨時準備更換的襪子以便更換。
⑤襪子要選通氣性佳，100％純棉的製品。
⑥不要每天穿同一雙鞋，每天更換。對腳和鞋而言，都很好。
⑦穿過的鞋，要放在通風良好處陰乾，或是放防濕劑收藏。
⑧要去除襪子的臭氣，在洗乾淨之後，在 1ℓ 的熱水中加入2大匙的硼酸，將襪子放入其中浸泡即可。
⑨在水桶中，準備半桶的溫水，再加入1杯檸檬醋，將腳泡在其中，約3～5分鐘，並仔細按摩腳。

3 衣物和鞋

健康重於時髦

內衣褲的選擇方法

①**衛生的衣物：**因爲是與肌膚直接接觸的衣物，所以必須清潔。

②**通氣性佳：**避免光滑的和合纖製品。

③**容易洗濯：**絲製品不實用。

④**太白的要注意：**可能含有螢光劑，所以看起來比較白，這會成爲斑疹的原因。

⑤**洗過以後再穿：**因爲曾經使用過柔軟加工和防皺等樹脂加工處理劑。

衣服的選擇方法

①**有伸縮性：**能夠活動自如、不會產生拘束感和不適感的衣服。若無伸縮性，會增大對身體的負擔。

②**不會緊縮內臟的設計：**太緊的牛仔褲或緊身衣，會造成腰、背的疼痛，對於血壓與內臟造成不良影響。

• **衣服壓與疾病的關係：**衣服對身體造成的強烈壓迫稱爲「衣服壓」，是疾病的原因。

①**對胸的壓迫：**肺氣腫、呼吸疾病。

②**對靜脈的壓迫：**靜脈瘤、腦貧血。

③**對胃的壓迫：**消化不良等的胃腸障礙、十二指腸等的機能障礙。

選擇合腳鞋的重點

• 腳有52個小骨和210條韌帶。因此鞋子不合腳時不只腳，連腰、背骨、肩、頭都會產生毛病。

①**選擇稍大的鞋：**選擇腳趾能夠伸直，或牢牢直立者。太小的鞋，或鞋尖太尖者，持續穿容易造成「外翻拇趾」。

②**鞋跟高度約3cm：**鞋跟高度3cm以下爲宜，粗跟的鞋比較穩定，可以防止扭傷。

③**不容易打滑的鞋：**減少疲勞。

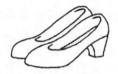

Part

3

身體的失調與煩惱

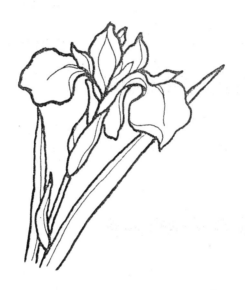

擔心的症狀／消化器官的失調
生理的煩惱

1　身體部位別判斷

每個月1次檢查自己的全身

毛　髮

- **脫毛**：腦下垂體障礙、甲狀腺機能減退症等。
- **貓毛**：整體看起來稀疏的毛，是巴塞杜病。
- **蟲蛀狀的掉毛**：梅毒。
- **整塊掉毛**：圓形脫毛症。
- **變色**：日曬、吹風整燙過度，以及洗髮精所致。

臉

- **臉色**：與普通不同時→44頁。
- **整體腫脹**：急性腎炎、腎變病症候群。
- **滿月臉**：庫興症候群、類固醇劑的副作用等。

頸

- **有硬結**：急性淋巴節炎、結核性淋巴節炎、白血病、惡性淋巴瘤。
- **頸只能夠朝單側移動**：落枕。

乳　房

- **疼痛**：乳腺炎、化膿性乳腺炎。
- **硬塊**：慢性乳腺炎、乳癌（→194頁）。
- **陷凹、抽筋**：乳癌。
- **刺痛**：乳房痛、肋間神經痛、心臟神經症。

腋　下

- **發臭**：狐臭（→47頁）。

腹　部

- **下腹部的硬塊、腫脹**：子宮肌瘤、卵巢癌，卵巢囊瘤。
- **下腹部的膨脹**：月經困難症、懷孕等。
- **下腹部痛**：月經困難症、子宮肌瘤、子宮內膜症、骨盤腹膜炎、膀胱炎、便秘、盲腸炎。
- **腹部整體的疼痛**：腹膜炎、腸炎、腸閉塞。
- **懷孕中的疼痛**：迫切流產、子宮外孕、葡萄胎、迫切早產、常位胎盤早期剝離、子宮破裂。
- **疼痛部位不定**：感冒症候群、過敏性大腸（過敏結腸）、潰瘍性大腸炎、蛔蟲症。

身體部位別判斷　　1

每個月1次檢查自己的全身

性　器

- **發癢**：滴蟲性陰道炎、陰道念珠菌症、外陰炎。
- **疼痛**：性器疱疹、前庭大腺炎、貝卻特病。
- **分泌物的顏色異常**：糜爛、陰道念珠菌症、滴蟲性陰道炎、子宮內膜炎、子宮癌。
- **月經和分泌物異常**：參照後面的敘述。

糞　便

- **氣味異常**：發酵性消化不良、腐敗性消化不良。
- **血便**：消化器系統疾病、痔瘡。
- **黑褐色糞便**：鐵劑、鉍劑的使用、肉類吃得過多、消化管出血等。
- **灰白色糞便**：肝病、膽道疾病造成膽汁無法分泌、或脂肪無法消化時。
- **便秘**→參照66頁。
- **下痢**→參照68頁。

尿

- **乳白色混濁**：乳糜尿。
- **紅褐色**：水分不足、黃疸、溶血性貧血、使用漢方藥的大黃時。

- **摻雜血**：急性腎炎、尿路結石、紫斑病等血液疾病、膀胱或尿道疾病。
- **白濁**：碳酸飲料（碳酸鹽）、菠菜（草酸鹽）攝取過多。
- **不容易排尿**：膀胱結石、尿道結石、膀胱癌。

眼　睛

- **眼瞼內腫脹**：結膜結石、霰粒腫。
- **眼與鼻腫脹**：內眼角有膿腫造成急性淚囊炎。
- **眼白為紫色**：強膜症。
- **瞳孔為綠色**：青光眼。
- **冒金星**：角膜潰瘍。
- **接近睫毛附近的眼瞼腫脹**：瞼腺炎。
- **眼球腫脹**：蕁麻疹。
- **有眼屎**：如果好像一直想流淚，可能是慢性淚囊炎。
- **眼瞼糜爛**：眼緣發紅、結痂，則是眼瞼緣炎。

口

- **粘膜發紅**：如果出現水疱，則是口內炎。
- **有白苔**：出現圓形潰瘍，或是強烈疼痛時，為再發性鵝口瘡。

1 身體部位別判斷

每個月1次檢查自己的全身

牙 齒

- **刷牙時會出血**：齒內發紅、發黑，變得柔軟時，爲齒肉炎、牙周病。
- **齒肉有黑色斑點**：阿狄森病。
- **咬東西時下巴會響**：顎關節症。

舌

- **發紅有顆粒（草莓舌）**：川崎病、猩紅熱。
- **乾燥泛白**：吸煙過多。
- **黃色**：發燒、胃腸障礙。
- **有溝（溝舌）**：貧血、煙酸缺乏症。
- **紅色**：煙酸缺乏症、巨紅細胞性貧血。
- **褐色、黑色（黑毛舌、毛舌症）**：使用抗生素所致。
- **發抖**：帕金森病、甲狀腺機能亢進症。
- **有硬塊**：舌癌。
- **下顎疼痛**：急性顎下淋巴節炎、唾石症、腮腺炎、下顎骨骨髓炎。
- **張嘴時下顎疼痛**：顎關節炎。

- **喉嚨痛**：扁桃周圍炎、舌咽神經痛。
- **無法出聲、聲音嘶啞**：胡亂使用聲帶。

唇

- **一部分出現圓形浮腫**：昆克浮腫，幾天內就會自然痊癒。
- **血管清晰可見爲紅色**：血管瘤是一種瘀斑。
- **小水疱**：刺痛時爲口唇疱疹。好像青蛙蛋般的小水疱，聚集成塊時爲淋巴管瘤。
- **腫脹、乾燥**：食物和化妝品的斑疹、日光皮膚炎。
- **無法閉攏**：顏面神經麻痺。

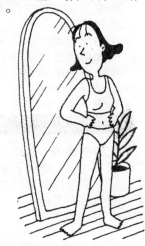

身體部位別判斷　1

每個月1次檢查自己的全身

背部、腰

- **背部發癢**：脊椎側彎症。
- **腰痛**：子宮肌瘤、子宮内膜炎、子宮癌、月經困難症、膽結石、腎盂腎炎。
- **腰部鈍痛**：便秘、慢性胃炎、急性腎炎、潰瘍性大腸炎。
- **從肩到背部的疼痛**：頸肩手臂障礙。
- **背部疼痛**：脊椎過敏症、心臟或消化器官的疾病。
- **背骨劇痛**：沿著肋骨突然產生劇痛時，爲肋間神經痛。
- **腰部劇痛**：出現帶狀水疱或丘疹時的疼痛，爲帶狀疱疹。突然扭腰時出現的劇痛，爲閃腰。

指甲

- **手指甲形狀異常**→參照45頁。
- **發黑**：代謝異常、毒物中毒、使用抗腫瘤劑。
- **黃色**：指甲成長速度減退。
- **綠色**：綠膿菌的感染。

- **白色**：指甲白斑。
- **手肘痛**：網球肘。

腳

- **腳指甲爲灰白色**：較厚，前端破爛脫落時，爲甲癬。
- **指甲陷入邊緣的皮膚之中**：嵌甲。
- **腳趾彎曲**：外翻拇趾。
- **小腿肚血管上浮**：靜脈瘤。

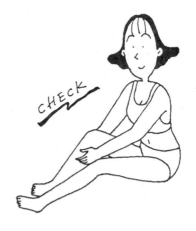

CHECK

2 　頭　痛

疾病引起的頭痛

調查原因

- **長期頭痛要上醫院**：相信大家都有頭痛的經驗。原因可能是精神壓力等，不過大多是不需要擔心的頭痛，可是有些放任不管，可能會忽略重大疾病。因此，長期頭痛，必須到醫院診察。

伴隨頭痛的疾病

- **腦血管異常**：①腦動脈硬化症。②高血壓的惡化。③腦溢血。④蜘蛛網膜下出血（伴隨噁心、意識障礙）。
- **腦中的發炎**：①髓膜炎。②側頭動脈炎。
- **腦腫瘤**：反覆出現激烈的頭痛，然後自然痊癒的狀態。
- **青光眼**：眼睛痛、噁心、視力逐漸減退。
- **肺性腦症**：腦部缺氧所致。
- **耳的異常**：①中耳炎。②突發性重聽。
- **鼻的異常**：①慢性副鼻腔炎。②慢性鼻炎。

到醫院接受診斷時

- 突然產生劇烈頭痛，或是與平常不同的頭痛，必須到醫院診察，這時詳細告知自己的症狀。
- ❶**何時開始**：○月○日○時，或從○日前開始等等。
- ❷**緩急**：突然的，或是漸漸的出現頭痛。
- ❸**症狀**：①疼痛的強弱。②頻度。③疼痛方式。④疼痛時間（早晨、傍晚等）。⑤疼痛處。⑥是否有耳鳴、噁心、痙攣、顏面潮紅等。
- ❹**家族關係**：是否為遺傳性（家族性）。
- ❺**既往歷**：頭部外傷、梅毒、風濕等。
- ❻**有無宿疾**：糖尿病等。
- ❼服用中的藥品名。

使用鎮痛劑的注意點

- 當然若是經由醫師處方的藥物還可以，如果是購買市售藥時，必須告訴藥名，有關自己的詳細症狀。
- ❶**頭痛原因**：感冒、疲勞、生理等。
- ❷**疼痛部位**：整體、顳部、枕部。
- ❸**疼痛方式**：刺痛、絞緊痛等。
- 請對方確認並說明副作用的問題。

頭 痛 2
不用擔心的頭痛

暫時性頭痛

- **原因：**①宿醉。②睡眠不足。③感冒。④噪音。⑤暈車。⑥擁擠的人群。⑦封閉的室內。⑧高溫多濕。⑨中暑等。

慢性頭痛

- **偏頭痛：**顳部出現如脈搏跳動般的疼痛，眼前好像有火花飛散的症狀。
- **群發頭痛：**偏頭痛的一種，伴隨流淚、流鼻涕，會反覆出現。
- **肌肉收縮性頭痛：**不良姿勢所致。
- **枕部神經痛：**枕部的發炎等所致。
- **心因性頭痛：**精神上痛苦所致。
- **其他：**咬牙切齒、磨牙、視力減退、眼鏡不適合、更年期障礙、慢性疲勞、偏食、營養障礙等所致。

暫時性頭痛的處理

- **宿醉：**補充水分，讓身體好好休息。
- **感冒：**儘早休養。
- **擁擠的人群：**在安靜的場所休息。
- **密閉的室內：**定期換氣。
- **中暑：**在陰涼處休養，充分補充水分。

慢性頭痛的對策

- 藉著泡澡和體操，放鬆身心。
- 飲食正常均衡。
- 不要酷使眼睛。
- 1年1次檢查眼鏡度數。
- 下工夫不要讓壓力蓄積。
- 養成運動流汗的習慣。
- 大量飲酒是疲勞的根源，飲酒僅止於放鬆心情的程度。
- 有的人有磨牙和咬牙切齒的惡習，原因在於無意識當中的壓力。
- 治療鼻或牙齒的疾病。
- 控制鹽分攝取量。
- 泡澡時，避免使用熱水。使用溫水做長時間泡澡。

3　貧　血

疾病引起的貧血

檢查貧血的方法

- **何謂貧血**：血液中的紅血球或血紅素減少狀態，則稱為「貧血」。
- **腦貧血不是貧血**：流到腦的血液暫時減少時，產生暈眩感，就是「腦貧血」，並非真正的貧血。
- **症狀**：①翻開下眼瞼時，發現粘膜發白。②發冷。③容易疲倦。④心悸、呼吸困難。⑤臉色不佳等。
- **做血液檢查**：覺得可能是貧血時，必須到醫院做血液檢查。

伴隨貧血的疾病

- **再生不良性貧血**：由於骨髓造血能力低落所致。
- **溶血性貧血**：紅血球急速遭到破壞所致的疾病。
- **慢性出血導致的貧血**：胃、十二指腸潰瘍、痔瘡、子宮肌瘤等原因，造成慢性出血時。
- **其他**：由於胃腸粘膜的毛病，使鐵質無法被吸收。或是腎臟疾病、慢性感染症、風濕症等。

紅血球、血紅素數與貧血

- 紅血球（個/m³l）

	正常	貧血
女性	400萬～450萬	350萬以下
男性	450萬～550萬	400萬以下

- 血紅素（g/dl）

	正常	貧血
女性	12～16	12以下
男性	14～18	14以下

1天所需的鐵質分量

- **女子**：10mg（成人）。
- **男子**：12mg（成人）。
※懷孕前期加3mg。
懷孕後期及哺乳期加8mg。

使用鐵劑時的注意點

- 如果是缺鐵性貧血，可以服用市售的鐵劑。
- **經口鐵劑的種類**：①無機鐵鹽。②有機鐵鹽螯合物等。
- **副作用**：①噁心。②大便變黑（不用擔心）。
- **服用時期**：空腹時服用，吸收較佳。
- **不需要合劑**：雖然市售的是維他命 B_{12} 或葉酸等的合劑，當成造血劑。但是如果是缺鐵性貧血，則不需要。

貧　血　3

不用擔心的貧血

缺鐵性貧血

- **年輕女性或懷孕、哺乳期較多**：食物中攝取的鐵質不足，以及失血所致。
- **外傷造成出血**：鐵質隨著血液流失，形成缺乏狀態。

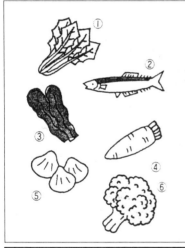

巨紅細胞貧血

- **以老人和切除胃者較多**：缺乏維他命 B_{12} 與葉酸所致。過去不明白治療法，大多一生難癒，因此被稱為惡性貧血。但是，現在利用維他命 B_{12} 劑，就能夠完全治癒。

造血所需的食品

- 女性有月經、懷孕、生產、哺乳的過程，因此具備容易罹患貧血的條件。此外，減肥、偏食導致營養不良，也會加速貧血的出現。
- ①含有豐富鐵質的食品：牡蠣、鰹魚、八目鰻、茼蒿、菠菜、杏仁、李子乾、核桃、蛋黃等。
- ②蛋白質含量較多的食品：蛋、烏賊、鮪魚、虱目魚、秋刀魚、鰹魚、沙丁魚、蜆、牡蠣等。
- ③銅含量較多的食品：海帶芽、芝麻、羊栖菜、蠶豆、茄子、蛤仔、大豆等。
- ④錳含量較多的食品：燕麥、大豆、黃綠色蔬菜等。
- ⑤維他命 B_{12} 含量較多的食品：魚背上的肉、貝類、蛋、海苔等。
- ⑥葉酸含量較多的食品：牡蠣（貝）、高麗菜心、蘆筍、菠菜、花椰菜、香蕉等。

4　低血壓

疾病引起的低血壓

低血壓的基準

- **低血壓**者大多具有遺傳體質。尤其不是因爲疾病的原因所致的低血壓，並不需要治療。因此甚至有人認爲「這可以證明自己是健康的」。
- **基準**：最高血壓100毫升以下，最低血壓70～60毫升以下（沒有疾病時）。

伴隨低血壓的疾病

- **症候性低血壓**：①肺性心。②主動脈瓣狹窄症。③心肌梗塞。④特發性心肌症。⑤荷爾蒙異常。⑥甲狀腺機能減退。⑦阿狄森病。⑧腦下垂體前葉機能減退症。⑨惡性腫瘤。⑩十二指腸潰瘍等。
- **症候性起立性低血壓**：①糖尿病性的自律神經障礙。②脊髓癆。③帕金森症候群。④主動脈瓣狹窄症。⑤二尖瓣狹窄症。

頭暈的對策

- **輕微頭暈時**：抓著東西一直站著不動，停止呼吸，增加進入頭部的血液循環。
- **強烈頭暈時**：在安靜幽暗的房間內，鬆開衣物躺下，用冰毛巾冷敷眼和顳部。
- **在戶外出現激烈頭暈時**：扶住身邊的東西，或蹲下閉上眼睛，等到症狀穩定之後，慢慢的喝一些甜的紅茶較好。此外，感覺餓時，要吃一點東西。

每天做輕微的運動

- 低血壓者，容易運動不足。這種情形會助長症狀，因此每天要做輕微的運動。
- ①**韻律體操**：養成習慣，做適當的韻律體操。
- ②**乾布摩擦**：刺激皮膚，促進血液循環。
- ③**早上慢跑**：促進血液循環，產生食慾。
- ④**游泳**：據說是對低血壓較好的運動。
- ※一週做一次流汗的運動。

低血壓　4

不用擔心的低血壓

本態性低血壓

* **身體無異常的低血壓**：症狀多種多樣，稱爲不定愁訴。身體無異常，但是卻有神經衰弱、自律神經失調症、憂鬱病等症狀。藉著改變生活，過著不會意識到不快症狀的日子即可。

起立性低血壓

* **突然站起來時的低血壓**：原因不明，躺著的時候，測量血壓是正常，但是突然站起來時，測出有低血壓的徵兆。此外，突然站起或改變姿勢時，會有暈眩現象，或是像腦貧血等症狀，導致突然昏倒。通常是不用擔心，但是如果是經常發生，就必須接受醫生的診察。

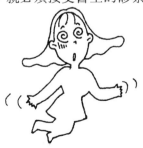

生活的改善方法

* 低血壓者90%都屬本態性。因此只要在平時生活中下工夫，就能夠舒適的過活。
① **視爲健康的證明**：低血壓者大多長壽。因此自覺到「這並非疾病」。
② **過規律正常的生活**：避免過度疲勞和睡眠不足。
③ **早上起床時神清氣爽**：也許很難辦到，但是儘量不要晚睡。
④ **淋浴**：起床後，淋浴能夠給予皮膚刺激。
⑤ **上午活動身體**：儘可能利用上午活動身體，藉此促進血液循環。
⑥ **享受生活之樂**：擁有興趣，積極從事休閒活動。
⑦ **不偏食**：在決定好的時間內，攝取均衡的飲食。
⑧ **攝食餐前酒、食鹽**：少量的酒，具有增進食慾的效果，不可過量。食鹽能夠使血壓上升，同時具有增進食慾的效果。
⑨ **煙、咖啡**：儘量減少煙和咖啡的攝取。

5 手腳冰冷症

疾病引起的手腳冰冷症

伴隨手腳冰冷症的疾病

- **血液循環障礙的疾病**：①巴嘉病。②動脈血栓病。③雷諾病。④膠原病等。
- **其他的疾病**：①貧血。②糖尿病。③腎炎。④心臟病。⑤卵巢機能障礙。⑥營養失調。⑦心不全。⑧粘液水腫等。

血氣上衝與發燙

- 手腳冰冷症者大多會有血氣上衝和發燙症狀出現。
- **症狀**：手腳異常冰冷，臉發燙等症狀較多。
- **原因**：罹患者具有下述原因：
① **肥胖**：運動不足，吃得過多。
② **運動不足**：自律神經功能不良。
③ **精神壓力**：對自律神經造成極大影響。
④ **過度疲勞、睡眠不足**：導致身體失調，自律神經失調。
⑤ **急劇的溫度差**：戶外與室內的溫度差極大，會形成壓力，影響自律神經。
* **病態原因**：①皮膚科的疾病。②容易變動的血壓。③副腎皮質荷爾蒙劑的使用過度等。

生活上的工夫

- **保溫對策**：冬天外出或夏天在冷氣極強的室內，必須藉著護腰等，保護容易發冷的部分，加以保溫。
- **泡澡法**：睡前，花時間泡澡，使用40℃的溫水。並利用沐浴刷，刷容易發冷的部分，刺激全身皮膚。
- **乾布摩擦、冷水摩擦**：促進血液循環，安定自律神經。
- **做伸展身體肌肉的運動**：促進血液循環。

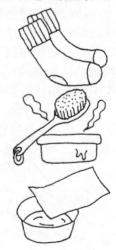

手腳冰冷症　　5

不用擔心的手腳冰冷症

不能夠算為疾病的手腳冰冷症

- **原因**：大部分的手腳冰冷症都是不明原因，不過可能是由於自律神經失調或荷爾蒙分泌障礙所致。全身血管收縮、放鬆，會配合身體條件與外部條件的變化，進行調節。如果受到某種刺激，部分血液循環受阻時，就會感覺發冷。
- **場所**：日常生活中，經常酷使的部分，較容易發生。

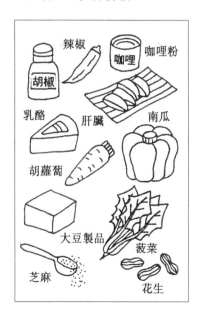

對此症有效的飲食

- **維他命 E**：荷爾蒙變調的要因之一，就是維他命 E 感覺不足。
- 含有多量維他命 E 的食品，如左圖所示。
- **香辛料**：芥末、山葵、地方料理等，使用香辛料的料理，會使身體發熱，刺激血液循環。

6 頭 暈

疾病所引起的頭暈

真性頭暈

- **症狀**：①覺得天花板、牆壁等周圍的東西都是歪斜的，而且還不斷的旋轉。②躺著時，覺得好像要被吸入地底般，而且還感覺東西在搖動。
- **可能的疾病**：①梅尼爾氏病。②前庭神經炎。③突發性重聽。④中耳炎。⑤藥物中毒。⑥腦梗塞。⑦腦溢血。⑧腦腫瘤。⑨頭部外傷等。

假性頭暈

- **症狀**：①感覺身體和頭在搖動。②突然覺得全身無力。③身體缺乏穩定感。④眼前突然發黑等。此外，有時會出現起立性暈眩現象。
- **可能的疾病**：①高血壓。②低血壓。③過敏。④歇斯底里。⑤牙齒咬合不正。⑥癲癇等。

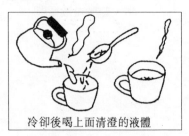

冷卻後喝上面清澄的液體

梅尼爾氏病

- 有耳鳴和重聽的毛病，會發作性的出現頭暈的疾病，覺得周圍的東西都在旋轉，症狀大多非常強烈，甚至無法站著走路。
- 原因是由於內耳障礙（淋巴液異常存在迷路）所致，為何會引發這些毛病，目前仍然無法了解。據說可能是因為壓力和過勞等誘因所造成。
- 一旦發症，必須趕緊接受專門醫師診察。

對頭暈有效的番紅花茶

- 著名的香料，番紅花當茶喝，對頭暈有效。

頭 暈 6

不用擔心的頭暈

不算是疾病的頭暈

- 由高處往下看，或長時間泡澡時，即使是健康的人也會有頭暈現象出現。其他的原因如下：
- **原因**：①眼睛疲勞。②過度緊張、過勞。③由黑暗處突然到亮的地方。④攝取過多的煙、酒。⑤出現頑固的便秘時。⑥耳垢積存時。⑦暈車。⑧嚴重的飢餓感。⑨低血壓等。此外，缺氧、壓力、更年期障礙時，也會出現。

這時必須前往醫院

- 只要去除原因就能夠痊癒，因此不用擔心。但是，如果夾雜幾種原因，或是成為習慣時，可能就會形成疾病。所以，經常出現頭暈症狀者，必須接受醫生的診察。
- 頭暈的原因，有時即使接受各種檢查，也無法發現。不過，大多是以「平衡機能檢查」（前庭機能檢查）等為主，進行診斷。

在醫院接受診斷時

- 到能夠進行綜合檢查的醫院檢查，或是到內科、耳鼻喉科，接受醫師的診察。
- 接受醫師診察時，必須事先將要告知的事項記錄下來，項目如下：
①何時開始、一年幾次。
②何時較容易發生。
③過去頸部是否受過強烈的撞擊。
④既往症是否有頭、顏面、耳、鼻、眼等的疾病。
⑤服用中的藥物為何等等。

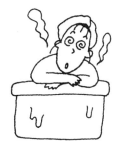

7 腰 痛

疾病引起的腰痛

伴隨腰痛的疾病

- **閃腰**：從中腰的姿勢，突然站起來時，產生急性的腰痛，或是平時有鈍痛的慢性腰痛。
- **腰部變形性脊椎症**：椎間盤磨損，上下骨擠壓所致。
- **椎間盤突出症狀態**：椎間盤突出，使旁邊的神經受到壓迫。
- **脊椎分離症、脊椎滑脫症**：突起物斷裂，引起分離。背骨挪移，引起滑脫症。
- **坐骨神經痛**：腰、腳的神經受到損害（手腳冰冷症、氣壓等）所致。
- **婦產科的疾病**：①月經困難症。②子宮附屬器官炎。③子宮後轉症。④子宮肌瘤。⑤流產等。
- **其他的疾病**：①腎盂腎炎。②膀胱炎。③膽結石。④膽囊炎等。

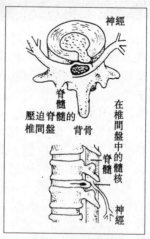

神經
脊髓
壓迫脊髓的椎間盤　背骨
在椎間盤中的髓核
脊髓
神經

腰痛的家庭治療法

- **靜養**：如左圖所示，躺著時，不要對腰部造成負擔。
- **有發炎症狀時要冷敷**：利用冷濕布藥等比較方便。
- **慢性時要熱敷**：使用熱水袋、穿毛褲等，能夠達到保溫效果。
- **泡澡**：浸泡在40℃左右的溫水中，5～15分鐘（避免長時間泡澡）。

腰 痛 7

不用擔心的腰痛

腰痛症

- 女性的腰痛，由身體機能上來探討，具有複雜的原因。骨盤內側有子宮與卵巢，因此站立走路時，腰部加諸的力量比男性更多。
- 何謂腰痛症：原因並非出自一般內科或整形外科疾病的腰痛。
- 原因：①姿勢不良。②柔軟的寢具。③鞋跟太高的鞋。④運動不足。⑤加齡。⑥精神壓力。⑦廚房設備與身體不調合（流理台太高等）等。

這時必須前往醫院

①麻痺、排尿、排便有問題時。
②同樣程度的疼痛持續1週以上。
③無論冷敷或熱敷，劇痛都無法痊癒。
④疼痛的部位會移動。
⑤疼痛的部位會波及背或頸。
⑥疼痛逐漸增強。

預防腰痛的生活工夫

- 流理台：流理台的高度應該比手肘高度，低10 cm左右較佳。
- 地板、階梯：不要過度打臘，使地板容易打滑。階梯可以貼止滑物等。
- 重物：要抬起腳邊的重物時，必須先蹲下，再搬動。
- 寢具：選擇較硬者。
- 廁所：西式馬桶能夠減少腰部的負擔。
- 鞋：選擇合腳，而且鞋跟不要太高（5 cm以下）。
- 坐姿：背肌挺直坐下，上身不要往前傾。

對腰痛有益的體操

①腹式呼吸：雙膝直立，雙手抵住臉頰進行。
②抱膝：抱住兩膝靜止。
③上身後仰：雙手插腰，一邊吐氣，一邊將上身往後仰。

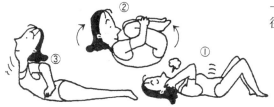

1 便 秘

疾病引起的便秘

糞便的異常與正常

- **何謂便秘：**①腹脹。②頭重。③頭暈。④排便不順暢等不快症狀出現時。不過即使3天以上不排便，排便時很順暢並無不快症狀，則不可稱為便秘。
- **便秘的種類：**①機能性便秘（習慣性）。②生理性便秘（暫時性）。③器質性便秘（病態性）。

伴隨便秘的疾病

- **腸出現疾病時（器質性便秘）：**①慢性腸炎。②腸閉塞。③巨大結腸症。④腸結核。⑤直腸癌。⑥結腸癌等。
- **其他的疾病：**有時是①盲腸炎、肝臟、胰臟、膽囊的疾病。

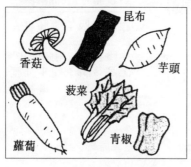

香菇　昆布　芋頭　菠菜　蘿蔔　青椒

用藥需依照醫師的指示

- 便秘有各種的種類，依症狀的不同，使用的瀉藥種類也不一樣。有時，不使用瀉藥而使用鎮定劑，更有效。
  此外，灌腸或使用瀉藥過度時，會使自然排便反射能力減退，形成不灌腸就無法排便的狀態。

食物纖維較多的食品

- 含有較多食物纖維的食品如左圖所示。

便　秘　1

不用擔心的便秘

機能性便秘（習慣性）

- **痙攣性便秘**：年輕人較多。由於大腸蠕動運動過強，造成不容易排便。
- **直腸型便秘**：主婦較多。運送到直腸的糞便，由於排便反射不良，糞便積存在直腸內。
- **弛緩型便秘**：老人較多。由於大腸蠕動運動減退所致。

生理的便秘（暫時性）

- **生活環境的變化、精神上緊張所致**：出外旅行會產生暫時性便秘。如果長時間持續著不快症狀時，可以使用灌腸或緩瀉劑。

這時必須前往醫院

①雖然有排便，但是有殘便感。此外，不快症狀持續時。

②生活環境沒有改變，但是原本順暢的排便，卻變得不順暢，或是持續排出較細的糞便時。

③有噁心、嘔吐、腹痛、發燒等類似疾病的症狀出現時。

痙攣性便秘的生活對策

- 年輕女性較多。這類型的糞便，就像兔子糞便般，呈顆粒狀或細棒狀。
- **生活的工夫**：①避免過度疲勞和睡眠不足。②規律正常的生活。③消除精神緊張。④即使無便意，飯後也要上廁所。
- **飲食的工夫**：①選擇不會刺激大腸的食物。②柔軟的飯、煮爛的烏龍麵、蛋、魚、酸乳酪、煮蔬菜等。③易溶於水的纖維食品（海藻、蒟蒻等）。

直腸型便秘的生活對策

- 主婦較多。這類型的糞便是又粗又硬。
- **生活的工夫**：①不要忍耐便意。②早上起來時，喝一杯冰牛奶、果汁、水等。③早餐一定要吃。④吃完早餐之後，一定要上廁所，即使無便意，也要將上身往前彎下，好像大腿貼著腹部狀，敲打尾骶骨附近。
- **飲食的工夫**：①多攝取食物纖維。②脂肪較多的食品在腸內，具有潤滑作用與刺激效果。

2　下　痢

疾病引起的下痢

伴隨下痢的疾病

- **胃腸罹患疾病時**：①潰瘍性大腸炎。②慢性腸炎。③胃、腸癌。④胃、腸手術的後遺症等。
- **其他的疾病**：①肝臟、膽囊、胰臟的疾病。②寄生蟲引起的疾病。③尿路、性器的疾病。④精神、神經的疾病。⑤荷爾蒙。⑥食品過敏。⑦食物中毒等。
- **傳染病**：①赤痢。②霍亂。③傷寒等。

容易引起下痢的食品

①**纖維較多、較硬的食物**：切細、搗碎、充分煮熟再吃。
②**容易發酵食品（發酵性時）**：啤酒、蘇打水、水飴、蜂蜜、果汁（蘋果除外）。
③**油脂**：使腸內的食物容易通過，導致下痢。
④**冰冷食品**：冰牛奶、冰淇淋等。

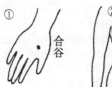

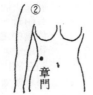

下痢的家庭治療法

- **絕食1～2餐**：不過原因若是感冒時，要吃易消化且高熱量的食品，較容易復原。
- **少量多次飲用熱開水或茶**：由於下痢導致體內水分不足，所以要補充水分。但是不能夠飲用牛奶、果汁等冰涼飲料。
- **避免香辛料、嗜好品**：避免飲用咖啡、酒、辣椒、山葵等刺激物。

在人前想要停止放屁的穴道

- 具有緩和腸管蠕動的效果。
①**揉合谷**：用拇指與食指，如夾住合谷般的揉。
②**揉章門**：用拇指反覆揉。

下痢 2

不用擔心的下痢

不算是疾病的下痢

- 原因：①睡覺著涼。②感冒。③吃消化不良的食物。④喝了冰牛奶、果汁、啤酒。⑤胃弱者。⑥過敏性大腸。⑦精神壓力等。
- 因精神壓力原因所造成的下痢，以年輕女性爲多，便秘與下痢交互出現較多（必須改善生活）。

這時必須前往醫院

① **糞便中摻雜其他東西**：摻雜血液、粘液、膿等。
② **糞便顏色**：黑色、紅色時。
③ **下痢以外的症狀**：發燒、腹痛、噁心、嘔吐等。
④ **全身的症狀**：倦怠感逐漸增加，或是皮膚乾燥時。
- 接受診斷時，要將糞便帶到醫院，才能夠儘快得到診斷。

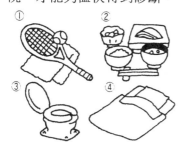

過敏性大腸

- 症狀：臟器雖然沒有異常，可是大腸功能過敏，便秘和下痢交互出現。有時候在上午就頻頻下痢。
- 原因：控制胃腸的自律神經，因爲壓力等原因而平衡失調。是屬於身心症的一種。
- 治療法：主要是要注意生活細節與飲食，改善日常生活。

日常生活的改善法

- 過敏性大腸者要：①做適度的運動。②規律正常的飲食。③規律正常排便。④足夠的休養與睡眠等。培養壓力較少的生活習慣。

3　腹　痛

疾病引起的腹痛

伴隨急性腹痛的疾病

- 必須儘早接受醫師治療的疾病：①急性盲腸炎。②胃、十二指腸潰瘍。③①②的穿孔。④腹膜炎。⑤急性胰臟炎。⑥腸閉塞等。
  - 其他的疾病：①膀胱炎。②尿路結石等。

伴隨慢性腹痛的疾病

- 空腹時疼痛：胃酸過多。
- 鈍痛、胃部的不快感：胃炎。
- 空腹時出現腹痛：胃、十二指腸潰瘍。
- 伴隨下痢或便秘：過敏性大腸。
- 飯後2～3小時以後產生疼痛感：進行癌、膽囊、胰臟的疾病。
- 飯後有鈍痛感，或背和腰的疼痛。此外，吃油膩食物時，產生強烈疼痛：膽囊炎、膽結石。
- 吃油膩飲食或飲酒後，左側腹部和背部疼痛：胰臟炎。

伴隨腹痛的婦產科疾病

- 大多伴隨出現不正常出血、分泌物、發燒、嘔吐等症狀：①子宮內膜炎。②卵巢囊瘤的莖扭轉。③急性輸卵管炎。④子宮外孕。⑤迫切流産。⑥胎盤早期剝離等。

到醫院接受診斷時

- 接受醫師診斷時，儘可能正確，有要領的叙述症狀。
- ❶疼痛方式：①不間斷。②刺痛。③跳痛。④抽痛。⑤疼痛有強弱。⑥鈍痛。⑦隱隱作痛等。
- ❷疼痛經過：①突然的。②逐漸增強。③時強時弱。④一直感覺疼痛等。
- ❸可以想到的原因：①食物。②飲料。③生活的變化。④藥物等。
- ❹嘔吐物、排泄物的狀態：檢查是否掺雜血液等。
- ❺月經、白帶：調查其有無與狀態。
- ❻體溫：有無發燒。
- ❼既往歷：告知病歷及宿疾。

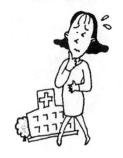

腹　痛　3

不用擔心的腹痛

不算是疾病的腹痛

①便秘或腸內有廢氣蓄積，並無其他疾病。

②因為不安或精神壓力所致。

③月經等生理期。

這時必須前往醫院

* 有的腹痛會危及生命，是分秒必爭的。如果出現以下症狀時，必須趕緊到醫院。

①突然出現無法忍受的腹痛。

②疼痛逐漸加劇時。

③感覺跳痛、抽痛時。

④壓迫胸部時，疼痛增強。

⑤有噁心、發燒、胃的不快感、胸灼熱、全身倦怠等病態症狀出現時。

⑥臉色蒼白、發冷、發汗等全身症狀惡化時。

⑦殘尿感、伴隨腰痛的下腹部疼痛時。

防止腹痛的生活法

❶避免過度疲勞：尤其不可以熬夜。

❷避免暴飲暴食：不可以吃過飽，或喝得過多。

❸消除精神壓力：①擁有自己可以單獨進行的興趣。②與朋友愉快的交往。③利用深呼吸的方式，去除身體的緊張。④做運動。

❹保持自己的步調：過著配合自己體力的生活。

對胃腸有益的穴道

* 要緩和胃腸的壓（緊張），可以對下圖所示的穴道，進行刺激較有效。

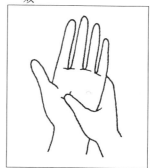

4 痔瘡

懷孕、生産容易發生

痔瘡的種類

- 以年輕女性爲多。尤其是面臨懷孕、生産者，最好在未惡化之前，接受專門醫師的治療。
- **種類**：①痔核。②裂痔（裂肛）。③絞窄痔核。④肛門周圍膿瘍。⑤痔瘻。

痔 核

- **解說**：也稱爲疣痔，是肛門周圍靜脈瘀血，形成靜脈瘤。如右圖所示，在齒狀線內側形成的稱爲「內痔核」，外側形成的，則稱爲「外痔核」。瘀血嚴重時，會出現如血豆般的物質，稱爲「血栓性外痔核」。
- **原因**：便秘、排便時勉強用力、懷孕、生産、肛門部分的發炎、酒或香辛料攝取過多。
- **症狀**：出血、痔核脫出、疼痛。此外，偶爾會因爲靜脈瘤破裂，導致急性貧血。

裂痔（裂肛）

- **解說**：肛門形成裂傷、潰瘍狀的痔瘡。
- **原因**：排硬便、肛門發炎。
- **症狀**：排便時産生劇痛，糞便中摻雜鮮血。

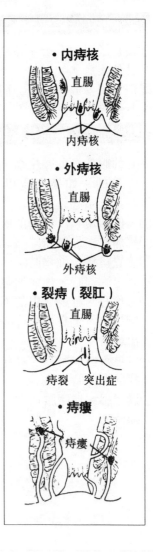

- **內痔核**

直腸

內痔核

- **外痔核**

直腸

外痔核

- **裂痔（裂肛）**

直腸

痔裂　突出症

- **痔瘻**

痔瘻

痔瘡 4

規律正常生活

絞窄痔瘡

- **解說**：內痔核中的血管，形成血栓而腫脹，無法回到肛門內的狀態。
- **原因**：內痔核者，用力時內痔核由肛門脫出。女性在生產時較容易出現。
- **症狀**：大而腫脹，而且有劇烈疼痛感。大多會併發血栓性外痔核。有時會有浮腫、糜爛現象出現。

肛門周圍膿瘍

- **解說**：肛門附近的軟部發炎，有膿積存。
- **原因**：由於細菌感染所致。
- **症狀**：與排便無關，突然產生劇痛、紅腫，有時會發燒。

痔瘻

- **解說**：肛門周圍的皮膚，或肛門直腸粘膜穿孔。
- **原因**：肛門周圍潰瘍惡化，或是因為結核、克羅恩病等慢性疾病的原因所致。
- **症狀**：疼痛較少，會有膿。此外，因為膿引起皮膚炎或濕疹等，大多會發癢。

痔瘡的預防法

❶ **養成排便習慣**：即使無便意，在早餐之後，一定要上廁所。

❷ **避免下痢**：會成為痔核的誘因。

❸ **規律正常的生活**：早睡早起最理想。

❹ **均衡的飲食生活**：注意避免罹患便秘的飲食，控制香辛料的攝取量。

❺ **日常動作**：①避免持續站立或持續坐著。②避免臀部發冷。③使用西式馬桶。④鍛鍊腹肌。

❻ **不可飲酒過多**：會成為靜脈瘀血的嚴重原因。

治療臀部不平衡的運動

- 容易罹患痔瘡者，通常其左右臀部不平衡。治療時，進行下圖體操較有效。

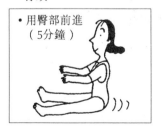

- 用臀部前進
  （5分鐘）

1 月 經

儘早接受醫師診斷

週期的異常

- **稀發月經**：週期爲35日以上60日以內。月經如果超過60日以上都沒有的時候，則稱爲「續發性無月經」。稀發月經，大致維持45日型的一定間隔排卵，因此不需要治療。如果不定期的時候，則可能變成無月經。因此需要接受專門醫師的診斷。
- **頻發月經**：週期在24～25日以內，分爲以下3種：
- ①**無排卵性頻發週期症**：持續發症時，要使用排卵誘發劑。
- ②**排卵性頻發週期症**：也稱爲黃體機能不全症，懷孕的機率降低，因此需要使用黃體荷爾蒙，加以治療。
- ③**假性頻發週期症**：青春期、更年期不穩定時期，或是甲狀腺功能不良時，以及子宮肌瘤而有不正常出血時會出現。

量的異常

- **過多月經**：有150ml以上的月經血（通常爲50～120ml），大多會摻雜血塊。
- ①**器質性過多月經**：由於子宮疾病所致，大多會伴隨月經痛或

月經前症候群

- 月經開始之前的3～10天內出現症狀，月經開始以後，就自然消失，原因不明。
- ①**精神神經症狀**：焦躁、易怒、容易興奮、憂鬱。
- ②**乳房症狀**：疼痛、腫脹、乳頭刺痛。
- ③**浮腫**：全身浮腫而體重增加。
- ④**胃腸症狀**：噁心、便秘、下痢。
- ⑤**其他**：頭痛、想睡、血氣上衝或發冷、鼻塞、耳鳴、面皰。

突然沒有月經

- **續發性無月經**：性機能未成熟而引起的較多。會自然痊癒。但是若是3個月以上都無月經時，必須測量基礎體溫，儘早接受醫師的診察。

月　經　1

有些在結婚、生產以後痊癒

頻發月經的症狀。過了25歲者，可能就是這種情形。

②**機能性過多月經**：青春期、更年期容易發生。若是在青春期出現，則成熟以後就會痊癒。此外，若是更年期出現，則是因為荷爾蒙失調所致。

- **過少月經**：月經血量異常稀少，有的1天就結束。大多是因為子宮發育不良，或荷爾蒙分泌不良所致。必須接受專門醫師的診治。此外，生產後或更年期，會有暫時性的經血減少現象，不用擔心。

月經困難症

- **症狀**：月經開始的同時，或是之前，會有下腹疼痛或膨脹感、腰痛、噁心等症狀。
- **原因**：大多是子宮發育不良、荷爾蒙分泌異常、子宮內膜症、子宮肌瘤等。此外，有的是心因性原因所致。
- **治療法**：不要認為「月經痛是理所當然的」，因此忍耐，或是自行服藥。必須接受專門醫師的診療。
此外，如果是心因性的原因，大多會因為結婚、生產而消失，或減輕。

沒有初經

- 過了18歲以後，沒有月經者90%以上都屬於先天性異常所致。
- **初經延遲症**：過了16歲以後，初經還沒有來。
- **晚發（遲發）月經**：在16～18歲時，初經才來。
- **假性無月經**：由於處女膜閉鎖，造成月經血無法排出。
- **子宮性無月經**：天生無子宮，或是子宮發育不良所致。
- **其他**：卵巢性無月經、腦下垂體無月經、糖尿病等全身性的疾病所致。

想要挪開生理日

- 可以服用卵泡荷爾蒙或黃體荷爾蒙的混合劑。但是若有心臟、肝臟、腎臟等毛病者，不可以服用。請和醫師商量。

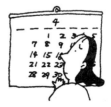

2　不正常出血

月經以外的出血

何謂不正常出血

- **不正常出血的定義：**①初經前的出血。②閉經後的出血。③懷孕中的出血。④月經以外的出血等。無論出血量多寡，都屬於不正常出血。

初經前的出血

- **要接受專門醫師的診察：**可能罹患①性早熟症。②腦腫瘤。③副腎腫瘤等。

青春期或更年期的出血

- **荷爾蒙平衡不安定的時期：**這時期的不正常出血，大多是機能性出血。此外，如果是罹患白血病、再生不良性貧血、腎不全，或接受洗腎等的原因，也可能發生。

無月經後的出血

- **疑似流產：**無月經後伴隨腹痛的不正常出血，可能是流產。必須立刻接受專門醫師的診察。

不正常出血的出血部位和疾病

- **子宮體部的出血：**①機能性出血（包括血小板減少性紫斑病、白血病等）。②子宮體癌。③子宮肌瘤。④子宮內膜炎。⑤懷孕中的出血等。
- **子宮頸部的出血：**①子宮頸癌。②子宮頸管瘜肉。③子宮陰道糜爛。④子宮頸管炎等。
- **陰道的出血：**①陰道癌。②滴蟲性陰道炎。③老化性陰道炎等。
- **外陰道的出血：**①外陰癌。②外陰炎等。
- **容易與不正常出血混淆的出血：**①痔瘡破裂時。②有血尿時。

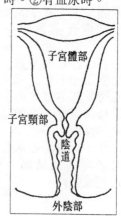

子宮體部

子宮頸部

陰道

外陰部

不正常出血　2

一直持續時要上醫院

性行為以後的出血

- **頭一次性行為的出血**：因為處女膜破裂所致。
- **每次性行為時都會出血**：處女膜較厚，無伸展性，容易發生出血現象。出血如果在2～3天內都不停止時，必須接受醫師診斷。
- **接觸出血**：如果子宮頸部、陰道、陰道粘膜糜爛或有瘜肉時，因為性行為的刺激會出血。此外，子宮初期也會出血。
- **排卵期出血**：若是以下解說的排卵期出血的時期，和性行為重複時，有可能會誤以為是接觸出血。

排卵期出血

- **不用擔心**：在月經與月經中間的12～14天會出血。這是排卵剛過後，卵泡荷爾蒙的分泌量減少，身體誤以為要進入下一個卵泡週期而引起出血現象。

長期出血

- **要接受專門醫生的治療**：老人性陰道炎、子宮肌瘤、子宮體癌等所致，需要接受專門醫生的檢查。

各種處女膜

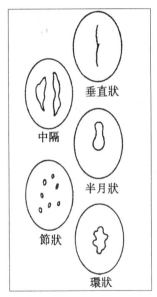

垂直狀

中隔

半月狀

節狀

環狀

嬰兒的出血

- **1週內會停止**：剛出生的嬰兒，會有類似月經的出血，這是母親的荷爾蒙透過血液在胎兒體內發生作用，於1週內自然停止。

3 白 帶

疾病引起的白帶

何謂白帶

- **來自性器的分泌物**：外陰部的皮脂腺等分泌的分泌物，或是來自陰道內的滲出液，或是來自子宮頸管部的黏液等混合而成的分泌物。
- **白帶是發現女性性器異常的標準**：女性性器異常時，就會出現與平常顏色不同、氣味不同、量也不同的白帶，因此平常就必須注意。

伴隨白帶的疾病

- **量異常增加時**：1天換好幾件內褲，或是必須墊上衛生棉。①子宮頸管炎、②陰道部糜爛、③子宮頸管瘜肉等。
- **有白色粒狀白帶、外陰部發癢時**：疑似念珠菌陰道炎。
- **有黃色白帶、外陰部發癢時**：疑似滴蟲性陰道炎。
- **量增加、攙雜膿時**：①因為未成熟，陰道自淨作用較弱、②可能是陰道炎。
- **有茶褐色的白帶時**：可能是性器內出血所引起。
- **有惡臭，同時白帶為茶褐色**：陰道內可能殘留衛生棉條或保險套等異物。

陰道鏡

- **觀察陰道的樣子**：將陰道鏡直接伸入陰道內，觀察陰道內部。由外面無法看到的陰道或子宮口，使用陰道鏡就能看清楚。此外，也可以觀察子宮或陰道分泌物，白帶的狀態等。
- **醫師的建議**：在美國，有「自己觀察陰道」的運動，不過，以醫師的立場而言，我不建議各位這麼做。理由是，①一般人使用陰道鏡時，可能損傷陰道壁，②以技術而言，光是靠鏡子和檯燈的照明，無法看清陰道內部，③此外，外行人無法判斷到底是正常或異常。

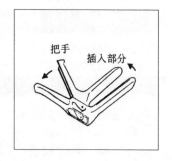

把手　　插入部分

白 帶 3

不用擔心的白帶

健康的白帶

- **顏色**：接近透明的白色或奶油色。沾在內褲上經過一段時間後會變為黃色。
- **氣味**：因為是弱酸性，所以帶有一點酸甜味。
- **形態**：好像薄薄的一層漿糊。

排卵期與白帶

- **白帶增加**：在月經與月經的中間期，會出現透明粘稠的白帶。這是為了容易讓精子進入而形成的頸管粘液增加所致。

性興奮與白帶

- **量增加**：一旦性興奮時，前庭大腺的分泌物及來自陰道壁的滲出液，以及頸管粘液等增加，而使量增多。

妊娠時與白帶

- **初期與後期會增加**：由於這個時期的荷爾蒙作用旺盛，因為陰道和子宮頸管的分泌物增加，所以白帶量增加。容易因感染而引起發炎，因此，必須注意。此外，白帶的顏色和氣味如果產生變化時，就要接受診察。

白帶的檢查法

- 抬起單腳，打開小陰唇，1根手指伸入陰道內，用指尖取白帶，如下圖所示，觀察其粘稠度。

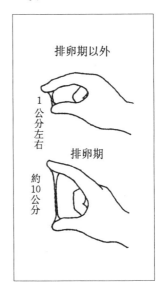

排卵期以外

1公分左右

排卵期

約10公分

4　性器官
具有很大的個人差

大小、顏色的煩惱

- **小陰唇較大**：有的人的小陰唇甚至突出於大陰唇之外，但是不算異常。
- **形狀不好看**：左右大小不同、皺巴巴的，或是太平坦等，令人感到煩惱，這些全都是個人差，不算是異常的現象，不用擔心。
- **外陰部發黑**：沒有發炎卻發黑，既非疾病現象，也非手淫過度而造成的。因為是敏感的部位，所以聚集很多黑色素，當然這也具有個人差。

陰毛多寡的煩惱

- **無毛症**：陰毛在青春期前期，也就是初經來臨之前，隨著乳房的膨脹，或是液毛長出的時期會開始生長。但是有的人直到長大成人後，完全沒有發毛或毛量較少時，稱為無毛症。這是遺傳等體質所造成的，只要其他發育正常，就不用擔心。
- **多毛症**：陰毛較多或形狀不同。具有個人差，不用擔心。

預防性器發炎

- 在日常生活中，必須養成下圖的習慣。

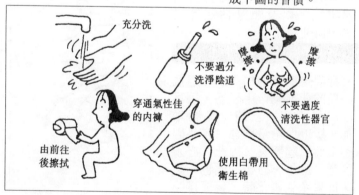

充分洗

不要過分洗淨陰道

摩擦　摩擦

穿通氣性佳的內褲

不要過度清洗性器官

由前往後擦拭

使用白帶用衛生棉

性器官　4

發癢、氣味、疼痛

外陰部發癢

- **斑疹、刺激**：穿著緊繃的褲襪，或通氣性不佳的內褲，會成為引起斑疹的原因。此外，衛生棉或棉條的刺激也會引起發癢。
- **不清潔**：白帶等也可能會形成刺激，所以一定要勤於更換內褲，保持清潔。
- **疾病**：性病（尖圭濕疣）、梅毒、外陰炎、外陰念珠菌症等。此外，罹患過敏性皮膚炎、糖尿病、肝病等也會發癢。如果是頑固的發癢，一定要接受專門醫師的檢查。
- **毛蝨**：如果以陰毛根部為主，產生劇烈的發癢症狀，可能是毛蝨作祟。
- **蟯蟲**：夜晚睡覺時陰部發癢，則疑似蟯蟲症。

性器疼痛

- **受傷**：性交時受傷會引起炎症。
- **抓傷**：因為發癢而抓傷疼痛。
- **前庭大腺囊瘤**：陰道入口因為細菌感染而紅腫。
- **外陰潰瘍**：因病毒感染而糜爛。必須接受專門醫師的診治。

性器的氣味

- **來自汗腺的汗**：汗腺有頂泌腺和小汗腺。陰部所排出含有蛋白質及脂肪成分的汗，就是來自頂泌腺，有時會產生臭味。

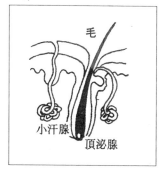

- **其他**：因白帶或生理而發臭。
- **氣味對策**：①大多是本人很擔心，可是周圍的人聞不到，所以不用擔心。②如果白帶量增多，出現惡臭時，原因可能來自疾病，因此一定要接受醫師的診查。③保持清潔。

5 乳 房
每個月檢查一次乳癌

乳房的疾病

- **乳癌**：目前原因不明。爲了早期發現，每個月一定要「自行檢查」。
- **乳腺症**：25～35歲左右的人較常見，二邊乳房有硬塊，乳頭有水樣分泌物出現是其特徵。
- **纖維腺瘤**：青春期～30幾歲較常見。用手指按壓時會發現移動的硬塊。
- **葉狀腫瘤**：爲良性腫瘤，但是爲迅速發達，形成大腫瘤，使左右乳房的大小完全不同。

乳癌的自行檢查法

- **檢查時期**：月經終了第1週（每個月）。
- **檢查項目**：①形狀、②顏色、③淋巴腺的腫脹、④檢查硬塊（參照右圖及下圖）

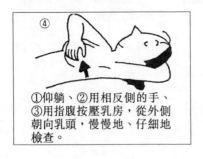

①仰躺、②用相反側的手、③用指腹按壓乳房，從外側朝向乳頭，慢慢地、仔細地檢查。

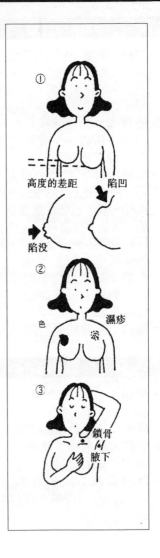

① 高度的差距　陷凹
陷没

② 色　濕疹

③ 鎖骨　腋下

乳 房 5

與機能大小無關

乳房小的煩惱

- **機能上沒有問題**：乳汁的分泌與乳房的大小無關。
- **男性的喜好各有不同**：不要認為大的乳房才是性感的象徵。
- **挺胸、保持正確姿勢**：發現自己乳房的好處，培養自信。一旦駝背會使乳房顯得更小。
- **豐胸手術是煩惱的原因**：授乳時可能產生意想不到的煩惱。

乳房大的煩惱

- **檢查全身肥胖度**：太胖時必須減肥。
- **對於智商不會造成影響**：有的人認為乳房大表示頭腦不好，但是完全無關。

乳頭顏色的煩惱

- **具有個人差**：有粉紅色、小麥色、可可色、葡萄色等，各有不同。
- **妊娠時顏色加深**：為了授乳做準備，為了保護肌膚，因此顏色會加深。
- **與性經驗無關**：有人認為性經驗豐富則乳頭和乳暈顏色較深，但這是迷信。

豐胸體操

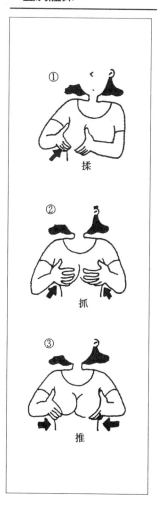

① 揉

② 抓

③ 推

6 更年期

在想法上下工夫

症狀與障礙

- **時期**：停經的平均年齡以48歲為主，較快者在35歲開始，較慢者過了50歲以後迎向更年期。
- **原因**：成熟期旺盛分泌的卵巢荷爾蒙的產生能力逐漸衰退，轉移為副腎皮質分泌的不穩定時期。由於荷爾蒙的平衡紊亂，就會出現所謂更年期症狀。
- **不定愁訴**：檢查和診斷沒有異常，但是卻有頭痛、頭昏眼花、血氣上衝、心律不整、耳鳴、失眠、噁心、下痢、便秘、殘尿感、眼前閃爍等，因當時情況而有不同的自覺症狀內容。
- **成人病的注意事項**：這個時期容易罹患成人病或癌症，因此不要認為全都是更年期的緣故，一定要接受健康診斷。
- **憂鬱病的注意事項**：在這個時期，容易罹患初老期的憂鬱病。這時必須接受精神科的治療。

花點工夫輕鬆度日

- 對於精神已迎向成熟期的自己要擁有自信。
- 要了解不管是誰都有不快症狀。
- 擁有生活規律，不要使生活過於緊繃。
- 注意營養均衡的飲食生活。
- 活動身體，培養興趣。
- 不要設想自己進入老年期。反之應該想不必避孕就能享受性生活之樂，不用擔心生理期的問題，可以享受旅行之樂等，便利之處。

更年期症狀嚴重，期間拖得較長的四大原因

① **一直持續拘泥於過去中**：「因為年輕時太辛苦了……」等等。
② **對將來沒有夢想**：「孩子都已經出人頭地了」、「現在也不能離婚，丈夫早點死的話，我才能得到自由……」等等。
③ **對現在感到不滿**：「丈夫只知道工作，照顧婆婆和子女的事情全部交給我」等。
④ **老是覺得自己是對的，周圍的人都是錯的**：或是相反地覺得自己完全不行。

Part

4

性的知識

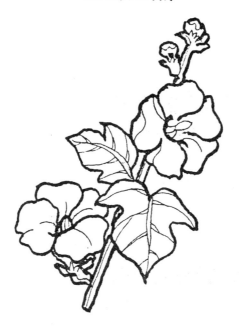

初次性行為/男女的性生理
性的技巧/性的煩惱與知識

1　初次體驗

性行爲與婚姻的價值觀

性的價值觀

- **性行爲的前提：**你對性有什麼想法呢？與個人的生活方式有關，例如，①有些人只尋求結婚以後男女間的性行爲、②有的人認爲婚前性行爲不錯、③有的人認爲性應該更自由開放。所以價值觀各有不同。不要考慮別人的想法，要依自己的想法選擇性行爲。

性與結婚

- **不要被「結婚」這個字眼所混淆：**如果將結婚與性替換，會讓你後悔莫及。如果真的要結婚，應該是「二人互相深愛對方才結婚」、「因爲擁有真正值得信賴的人際關係」，雙方進而尋求性的結合，這才是自然的想法。

沒有愛的性行爲

- **愛情爲基本：**沒有愛而進行性交，或是光是追求性的快樂而進行性行爲的現象，是不容否認的事情。但是沒有愛的快樂只是虛幻的。所以，性行爲基本上應基於雙方的愛情而建立的信賴關係。

度過新婚初夜的方法

- **過去有過男性經驗的情形：**新婚初夜擔心自己不是處女的事情被丈夫知道而感到煩惱。雙方應坦白告知過去的異性關係。互相信賴，只要不在意過去的事情就沒問題了。不過有的男性會感到很在意。不過不見得初次性經驗一定會出血，因對象的個性來決定是否要告知事實。現在真心愛一個人時就不要計較過去的事情。

新婚初夜的失敗

- **不要責備對方的失敗：**男性由於性經驗不足，性交無法順暢進行，可能會出現早洩或勃起不全的現象，這時絕對不能表現出責怪對方的態度。今後還有一段很長的婚姻生活，一定要慢慢地習慣。如果被責備，男性會喪失自信，導致性生活無法圓滿，夫妻間的關係不良。應該要認爲「以後會更快樂」。

初次體驗　　1

首先，考慮避孕

考慮避孕

- **不要交給男性去做**：女性一旦性交就有妊娠的可能性。尚未結婚的男女特別必須注意避孕。避孕是二人共同的責任，但是對女性而言，如果進行墮胎對母體會造成損傷，所以不要將避孕的事情交給男性，要由二人好好地商量。

初次性經驗

- **不要認爲「好討厭呀」**：性對於互愛的男女而言是非常好的行爲。不要認爲性是難爲情、是討厭的事情。

- **放鬆緊張**：如果是初次性行爲，女性容易產生被動的態度，很自然地會產生防衛本能，可能使得全身肌肉用力而無法順暢進行。男性不可焦躁，一定要溫柔地對待女性。

- **不要說對方的缺點**：進行性行爲時，不要說「好小呀！」、「你好差勁呀！」等等會損害男性的話。

- **順其自然**：不要按照手册的描述進行。

室內工夫

- **床**：不要選擇太軟，會使身體下沈而無法自由活動的床。要選擇稍硬的床。

- **照明**：①不要使用天花板照明。使用檯燈或聚光燈。②燈泡比日光燈看起來更爲溫暖。③微暗的照明能夠看到雙方表情和身體的動作，較能提高氣氛。④利用窗簾調節光線。⑤枕邊放著可以開關的檯燈較方便。

- **BGM**：音量放小。選擇一些情調音樂，具有低音的節奏較有效。

- **酒**：少量的酒能夠放低自制心，忘記擔心的事情或壓力，使心情變得愉快，能使性交過程變得順暢，但是不能喝得太多。

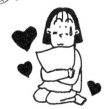

1 初次體驗

不安與擔心的解決法

出 血

- **出血具有個人差**：很多人認爲初次性經驗時處女膜一定會破裂而出血，但是這是錯誤的想法。因人而異，有的人完全不會出血。
- **出血的處理**：雙腳併攏、靜躺就能止血。如果量太多時，最好事先墊衛生棉較好。

疼 痛

- **疼痛具有個人差**：有的人完全不會感覺疼痛，有的人因爲疼痛而使得陰莖無法完全插入。有的人則是陰道內的肌肉緊張而使得陰莖無法插入，具有個人差。
- **分泌液充足**：疼痛強烈時，要告知男性，在入口和陰道內的分泌物尚未完全分泌之前，陰莖不可以插入。此外，也可以使用唾液或潤滑液。

這時必須前往醫院

- **處女膜肥厚**：處女膜異常堅硬而無法性交。
- **持續疼痛**：性交時的疼痛通常在經過2、3次的性經驗後就會停止。如果其後還是會感覺疼痛，必須接受醫師的檢查。

男性初次性經驗的煩惱

- **無法插入**：因爲沒有經驗，所以不知道插入陰莖的陰道口的位置，因此無法順暢插入。
- **陽痿**：由於精神緊張和疲憊，因此陰莖無法勃起。
- **早洩**：插入時立刻射精。
- **疼痛**：情緒焦躁，女性的分泌液尚未充分分泌之前就插入，雙方都會感覺疼痛。
- 這些現象隨著男性習慣性行爲後，不再緊張時自然就會消失。不要焦躁，要慢慢地等待。

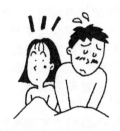

初次體驗　　1

禮　貌

- **身體保持清潔**：性行為之前雙方都要淋浴或泡澡。

- **口臭**：口臭嚴重時會破壞氣氛。因此一定要刷牙，或用漱口水去除口臭。

- **指甲**：不只是手指甲，連腳趾甲也不要忘記修剪。

- **化妝**：假睫毛和眼影在性行為時易脫落。雖然男性的喜好不同，但是最好不要上太濃的妝。淡淡地打上一層粉底、擦上口紅就可以了。

- **香味**：可在便服或內衣褲上灑上一些香水，可增添性感。但是不可以直接灑在性器或身體上。混合體臭會產生不快的氣味。此外，有的男性不喜歡香水，必須注意。

消除口臭的方法

- 除了刷牙或漱口外，還有下圖的方式

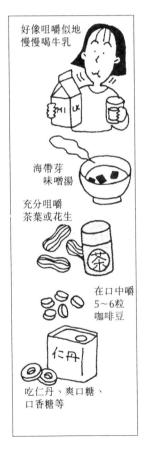

好像咀嚼似地慢慢喝牛乳

海帶芽味噌湯

充分咀嚼茶葉或花生

在口中嚼5～6粒咖啡豆

吃仁丹、爽口糖、口香糖等

2 性行為的過程

創造氣氛

性行為的過程

- 開始於擁抱、接吻的性行為，到性交終了為止，大致分為①前戲、②性器的結合（性交）、③後戲等3大過程。

前 戲

- **提高興奮度**：①擁抱、接吻。②利用舌或手指等互相刺激性感帶。③利用舌或手指等互相刺激性器等，提高雙方的興奮度。
- **性交的準備**：利用前戲的刺激，男性的陰莖勃起變硬、女性的陰道和陰道口附近潤滑、濡濕，形成陰莖容易插入的狀態。
- **女性也可以主動**：前戲大多是男性對女性進行，不過性行為不是單方面的，所以不要難為情，女性也可以讓自己所愛的男性喜悅。

性器的結合（性交）

- **體位**：雙方準備好之後，陰莖即將插入女性的陰道。這時的體位請參照後面的敘述。
- **運動**：男性進行活塞運動，女性也可以加以配合，輕輕地進行腰部的畫圓運動或活塞運動。

前戲的技巧

- 前戲具有下圖所示的技巧。

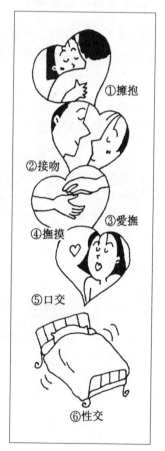

①擁抱
②接吻
③愛撫
④撫摸
⑤口交
⑥性交

性行為的過程　　2

享受餘韻之樂

後　戲

- **享受性交後的餘韻之樂**：雙方感覺美妙的性交結束後，插入的陰莖拔出陰道外時，雙方還是可以享受餘韻之樂。
- **男性急速冷卻下來**：男性在射經之後，性的感覺會急速的冷卻，甚至會倒頭就睡或開始抽煙。而女性通常希望男性擁抱、接觸身體，慢慢地享受餘韻。這時可以好像要求男性協助一樣，巧妙地誘導他。
- **後戲的享受方式**：①一邊感受性行為的餘韻，一邊互相擁抱、親吻。②由男性撫摸身體的某處。③一起淋浴或泡澡，互相為對方清洗身體，輕吻對方也不錯。

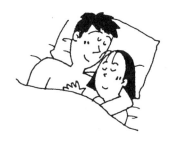

高潮體驗

- **有經驗不多**：由於性的資訊氾濫，女性對於性的知識也增多了，能夠自由享受性的興趣。但是實際上，性交時體驗到高潮的女性卻很少。
- **原因**：男性對於女性不了解，女性本身對於自己的性和男性的性也無法好好掌握。
- **對策**：女性和男性同樣都有性的慾求，要加以滿足並非可恥的事情，也不是厭煩的事情。這是人類自然的行為。不論男性或女性，都要了解雙方的性，訴說自己的感覺，告知對方自己的需求。

1　　男性的構造

4種感覺刺激

勃　起

• 男性的陰莖會變硬勃起，具有
　以下4個原因

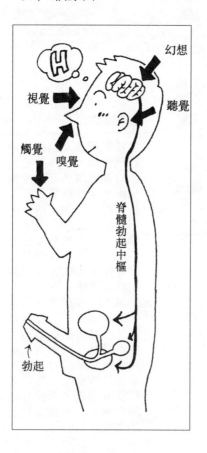

幻想

視覺

聽覺

觸覺　嗅覺

脊髓勃起中樞

勃起

①大腦的性興奮

• 看裸體照片（視覺、幻
　想）或聽聲音（聽
　覺）、身體接觸（觸
　覺）、聞到氣味（嗅
　覺）等，使得大腦的性
　興奮藉著大腦刺激脊髓
　的勃起中樞。

②陰莖的接觸刺激

• 在龜頭及其周邊部份，
　分布很多知覺神經，能
　將刺激傳達到勃起中
　樞。

③精子積存

• 精子積存在副睪丸及精
　囊等器官，分布於此處
　的知覺神經受到刺激。

④膀胱脹滿

• 膀胱積存尿液，使得知
　覺神經受到刺激。經常
　在起床時出現所謂「早
　晨勃起」的現象，原因
　就在於此，排尿後就會
　復原。

男性的構造　　1

精子釋放到體外

射　精

* **何謂射經**：男性睪丸所生產的精子（1日為數億），會以精液的方式積存在副睪丸等處，藉著性交而男性的性興奮達到頂點時，從陰莖前端將精液射出體外。這就是射精。

包　莖

* **眞性包莖**：陰莖的龜頭被包皮覆蓋住，無法剝開的情形。
* **假性包莖**：平時龜頭被包皮包住，但是勃起時，用手就可以輕易剝開。

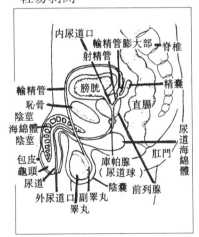

為何會勃起

* 陰莖是由像海綿一樣的海綿體所構成的。受到性興奮時，交感神經發揮作用，大量血液送入海綿體，使得陰莖變大、變硬。同時陰莖根部的尿道球膨脹，使得變硬的陰莖上檯。

男性性器的構造

* 男性性器具有如左圖所示的構造。外觀上看似單純，事實上非常複雜。

2　女性的構造

肌肉收縮

陰道的收縮

- **陰道口的肌肉**：被大陰唇和小陰唇包住的尿道口和陰道口周圍的部份，稱爲陰道前庭，此處有球海棉體肌，包住陰道口。當性交達到顛峰時，球海綿體肌收縮而緊縮陰道口。
- **外肛門括約肌**：如右圖所示，包圍住陰道周圍的球海綿體肌與外肛門括約肌，呈8字形。所以，緊縮肛門時陰道口也會緊縮。緊縮肛門的體操能增強性能力（緊縮陰道的力量）。

陰道口周圍的肌肉

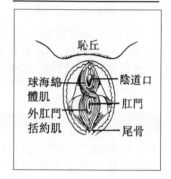

女性性器的構造（前面）

- 大陰唇、小陰唇的形狀左右不平衡，有的小陰唇會突出於大陰唇之外，具有個人差。

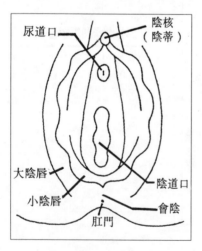

女性的構造　　2

分泌液

• **何謂分泌液：**女性隨著性興奮時，陰道和陰道口會濡濕，這是由陰道口左右的前庭大腺分泌的粘液，以及來自陰道內滲出的類粘蛋白混合而成的液體，俗稱爲愛液，具有使陰莖順暢插入的效果。

何謂G點

• **女性也會射精嗎：**女性新的性感帶稱爲「G點」，備受矚目。也就是當刺激陰道內的某一點時，女性會達到高潮，也會射精。這個液體會從尿道口排出，既非分泌液也不是尿，非常清爽。

女性性器的構造（剖面）

• 看這個圖就可以知道，子宮的左右（由前面看）有卵巢和輸卵管。

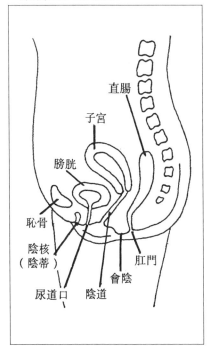

直腸

子宮

膀胱

恥骨

陰核
（陰蒂）

尿道口　陰道　會陰　肛門

3　　男性的性反應

性衝動强烈

敏感部分

- 男性和女性同樣地，幾乎全身都是性感帶。不過，敏感的部分卻具有個人差，所以要發現雙方的性感帶，享受性的樂趣，特別敏感的部位有以下3處：

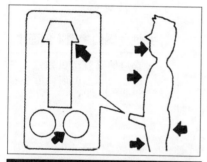

男性的性衝動

- 男性的精液蓄積時，有自然想排出體外的構造。因此，男性具有在一定的期間將精液排出體外的生理構造。
- 男性的性衝動很强烈，尤其是年輕男性，生理構造複雜，産生强烈的傾向。
- 受到性的刺激時陰莖會勃起。

①**陰莖**：龜頭部的根部最敏感。陰莖的内側用手指觸摸的刺激，令龜頭非常敏感。龜頭以外的部分對於摩擦刺激較敏感。

②**陰囊**：壓迫睪丸會感覺疼痛，但是刺激陰囊根部會産生快感。

③**其他部分**：口、乳頭、會陰部、肛門、大腿内側等，與女性的性感帶相同。

男性的性反應　3

肉體的變化

①興奮期
- **身體的變化**：乳頭勃起、肌肉緊張。
- **血壓、心跳數、呼吸數**：全部增加。
- **性潮紅**：從後半開始到②的平坦期會出現潮紅的現象，從腹部到胸、頸部、臉部會發紅（會一直持續到高潮為止，具有個人差）。

②平坦期
- **身體的變化**：全身肌肉緊張，臉緊縮，腳趾收縮、腳後翻。
- **血壓、心跳數、呼吸數**：都變得非常強烈。

③高潮期
- **射精**：達到高潮而射精。
- **發汗**：3人中有1人在高潮後會流汗（通常是手足）。
- **血壓、心跳數、呼吸數**：各自達到最高值。
- **射精後的反應**：在一定的期間對於性的刺激會沒有反應（無反應期）。

④消退期
- **身體的變化**：全身的緊張急速去除，因為性反應而產生的變化恢復原狀。
- **血壓、心跳數、呼吸數**：慢慢恢復平常值。

何謂性反應

- **因為性行為而造成的肉體變化**：男性、女性在性行為的過程中，感受到快感的同時，性器和身體各處都會產生肉體的變化，稱為「性反應」。美國的婦產科醫師馬斯塔茲與臨床心理學家強生，在其研究中說明這個性反應分為①興奮期、②平坦期、③高潮期、④消退期等4個階段。

何謂高潮

- 高潮就是性感的絕頂期。感受方式具有很大的個人差，男性大多能達到高潮而射精。但是，根據資料顯示，10～30%的女性沒有得到過高潮。性感是由腦感受的，因此，性交時的心理狀態對於性反應會造成強烈的影響。

3   男性的性反應

立刻恢復原狀

陰莖的變化

①興奮期
- 勃起，長而粗硬，容易插入女性的陰道內。
- 陰囊稍微往上縮，睪丸和輸精管也收縮，聚集在一起。
- 約5～10分鐘內，陰囊和睪丸會稍微下降。

②平坦期
- 陰莖更硬、更粗。
- 龜頭稍微增大，為紫紅色。
- 睪丸比興奮期更為上抬。
- 庫帕腺分泌的透明液體出現2～3滴（攙雜少量的精液）。

③高潮期
- 肌肉反覆規律收縮，由陰莖擠出精液。
- 同時，直腸括約肌也會收縮。

④消退期
- 射精結束後，通常陰莖會立刻縮小為原先的一半大，然後恢復為原有的大小。
- 陰莖縮小後，陰囊鬆弛，睪丸也回到原先的位置。

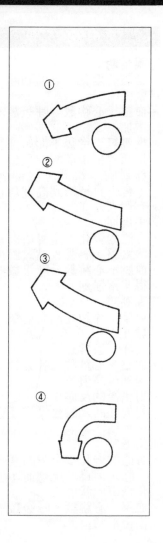

女性的性反應　4

整個身體都是性感帶

敏感的部分

• 女性的性感帶分布於整個身體，但是與男性稍有不同。依女性的年齡、性經驗的年數、次數的不同，性感帶的快感也有差距。特別敏感的部分如下：

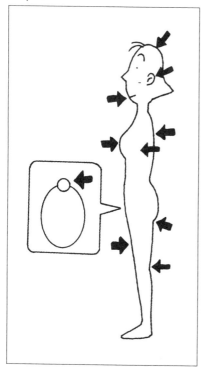

①陰蒂：女性性感帶中最敏感的部分。

②乳房：最能產生強烈快感的就是乳頭。乳房所受到的刺激同時會傳達到性器，所以是重要的性感帶部份。

③口唇：唇、舌在性行為中具有重要的作用。

④其他部位：後頸、耳、背部、腋下、頭髮、肛門、內股、膝內側等，都是敏感的部分。

4 女性的性反應

乳房也會變化

肉體的變化

①興奮期
- **身體的變化**：骨盤、腹部、股部等的肌肉收縮。
- **乳房**：乳頭增大、變硬。此外，乳房也會變大。
- **性潮紅**：腹部等處的皮膚因為血管的充血而變得潮紅。
- **血壓、心跳數、呼吸數**：都會上升、增加。

②平坦期
- **身體的變化**：身體的肌肉緊張，鼻孔會膨脹、臉部會皺成一團。
- **乳房**：乳暈增大，好像稍微埋入乳頭似地，乳房也增大。
- **性潮紅**：手臂部出現麻疹似地發紅現象，不過具有個人差。

③高潮期
- **身體的變化**：達到高潮時肌肉會抽筋。
- **血壓、心跳數、呼吸數**：各自達到最高潮。
- **發汗**：達到高潮後會流汗。

④消退期
- **身體的變化**：身體的變化慢慢恢復原狀。
- **血壓、心跳數、呼吸數**：幾分鐘後回到平常值。

女性的生理與性慾

- 女性的性慾和月經週期有關。以下的數值是根據「海特報告」的資料。在1個月內出現性慾的時間，詢問436位女性的結果如下：
  ①月經前～月經中……74%
  ②月經後……7%
  ③月經中～月經後……5%
  ④排卵後……14%

女性性反應的特徵

- 女性的身體，性的緊張不像男性一樣集中在性器官，不具有明顯的特徵。

  女性的變化最容易了解的就是陰道和陰道口的分泌液（濕濕）。此外，女性達到高潮後，興奮停止後會再經由新的刺激而再度達到高潮。

女性的性反應　4

女性性器的變化

①興奮期

- 大陰唇擴張、小陰唇增厚，朝外側延伸。
- 陰蒂充血，變硬、變長、變粗。
- 陰道內的分泌液滲出。
- 陰道壁帶紫色，增長、增寬。

②平坦期

- 小陰唇更紅。
- 大陰唇更膨脹。
- 陰蒂隱藏在包皮中。
- 陰道和陰道口因為分泌液而變得更濡濕。
- 陰道入口增厚。

③高潮期

- 大陰唇、小陰唇、陰蒂與平坦期相同，沒有變化。
- 達到高潮時，陰道入口部分大約以0.8秒的間隔進行3～15次有節奏的收縮。

④消退期

- 達到高潮後過了10秒，陰蒂恢復原先的大小。
- 大陰唇、小陰唇也恢復原狀。
- 陰道的收縮停止，約15分鐘內恢復原狀。

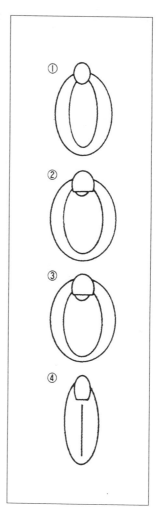

1　接吻與擁抱

性行爲入門

輕　吻

- 唇與唇輕輕接觸的接吻，也稱爲法國式接吻。性行爲就是從這個輕吻開始，隨著情緒高漲而進入以下的深吻。

深　吻

- 藉著輕吻提高雙方的情緒後，舌進入對方的口中，舌互相糾纏，或用力吸對方的舌，使二人的興奮度更爲提高。這就是深吻。

全身的愛撫

- 男性一邊接吻一邊愛撫女性的背部、腰、乳房等全身。
  ①撫摸頭髮，從肩膀到頸項，輕輕地用手指撫摸。
  ②用手指上下撫摸背部。
  ③緊緊地擁抱，身體緊密接觸。
  ④興奮度提高後，愛撫胸部。
  ※也可以用舌愛撫頸項或耳垂等。

接吻的過程

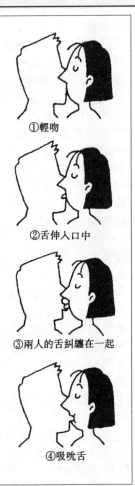

①輕吻

②舌伸入口中

③兩人的舌糾纏在一起

④吸吮舌

對身體的愛撫　　2

利用手、口、舌等

對乳房的愛撫

• 乳房對女性而言有「第二性
器」之稱，是僅次於女性性器
的性感帶。男性對於乳房要①
使用手、②使用口、舌、③使
用陰莖來愛撫。

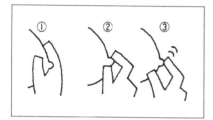

用手的愛撫

①好像用手掌包住似地
揉。
②用2根手指夾住乳頭揉
捏。
③用手指撫摸乳頭。

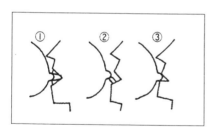

利用口、舌的愛撫

①用牙齒輕咬。
②用舌頭舔。
③用唇夾住乳頭。

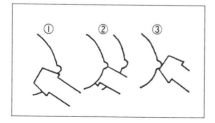

用陰莖愛撫

①撫摸乳房。
②乳房夾住陰莖。
③用陰莖的前端碰觸。

2　對身體的愛撫

了解雙方的快感

對女性性器的愛撫

- 雙方的興奮度提高，由身體或乳房的愛撫慢慢轉移爲對女性性器的愛撫。
  對女性性器的愛撫包括，①大陰唇的愛撫，②小陰唇的愛撫，③陰蒂的愛撫，④陰道或G點的愛撫等。

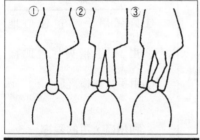

對陰莖的愛撫

- 秘訣是一邊確認男性的性感度，一邊進行愛撫。

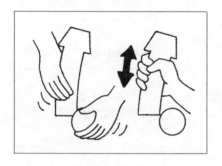

陰蒂的愛撫法

①用指尖輕輕摩擦、敲打。
②用2根手指夾住，輕輕上下移動。
③用食指和無名指夾住，用中指摩擦敲打。

陰莖的愛撫法

①輕輕地用手撫摸龜頭或內側。
②輕輕握住陰莖，手上下移動。
③同時，用手指刺激陰囊根部也有效。

口 交 3

不是異常的行為

使用口愛撫性器

- **不是異常的行為：**有一部分的人認為只有性器的結合才是性行為，不認為口交是正常的性行為。但是，如果認為這是和相愛的人之間自然的性行為，則口交可說是提高快感的性行為，絕對不是異常的行動。尤其女性較容易利用這個方法達到高潮。

禮 貌

- **保持性器的清潔：**有的人擔心衛生的問題，因此，上床之前最好先泡個澡或利用淋浴的方式清洗乾淨，則雜菌比口腔內更少。

- **不要勉強：**一些性經驗較少的女性不願意對男性進行口交或接受男人口交。尤其是對男人口交，在女性沒有主動想讓自己所愛的人喜悅之前，男性絕對不能勉強女性。

吞下精液也無妨嗎？

- 進行口交時，女性即使吞下射入口中的精液也無害。進入胃中的精子會被胃液（酸性）殺死。

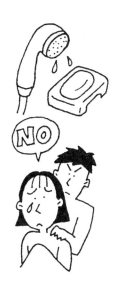

3　口　交

男性對女性進行口交

男性的口交

- **男性對女性**：男性用唇或舌給予女性性器刺激，稱爲男性口交。

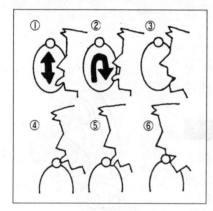

男性口交的方法

①用舌尖由下住上舔小陰唇。
②用舌舔小陰唇、大陰唇周圍。
③輕咬變大的小陰唇。
④用舌尖輕搓陰蒂。
⑤用舌尖舔陰蒂。
⑥用唇輕吸陰蒂，用舌尖刺激陰蒂。

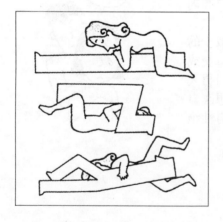

69姿勢

- 男女方向相反，用唇或舌互相刺激對方的性器。

口 交　3

女性對男性口交

女性對男性口交

- **女性對男性**：女性使用唇或舌給予陰莖刺激，稱為女性對男性的口交。
- **注意**：陰莖非常敏感，因此絕對不要用牙齒咬，一定要輕輕地愛撫。

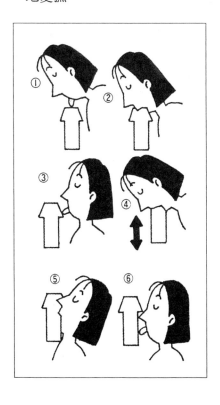

女性口交的方法

①用舌尖舔龜頭前端（尿道口）。
②唇抵住龜頭前端，輕輕吸吮，用舌刺激。
③用舌尖舔龜頭內側或龜頭溝。
④用口含住陰莖，臉前後移動。
⑤從側面含住陰莖，用舌刺激。
⑥用舌尖上下左右舔陰莖體部。

4　　體　位
男性上位（正常位）

男性上位的特徵

- 也稱爲正常位，但並非指其他的體位異常。是女性仰躺，男性與女性面對面，蓋在女性身上的本位，據説是最容易達到高潮的體位。

變　化

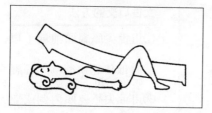

①**最大衆化體位**：雙方面對面，能了解對方的反應，增强一體感。女性的膝直立能使性器的結合加深。

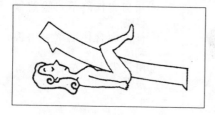

②**足抬高**：男性身體稍微往後仰，這時陰莖會强烈摩擦陰道，提高對陰道壁的接觸感。

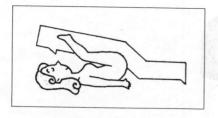

③**足跨在男性的肩上**：陰莖和陰道呈直角，因此精液容易積存在陰道內，是希望懷孕者最好的體位。此外，可增强對女性會陰部的刺激。

體 位 4

男性上位的特徵

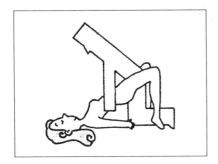

④**抬起女性的腰**：使結合加深，陰蒂受到強烈的刺激。雙方可以挺腰做旋轉運動。

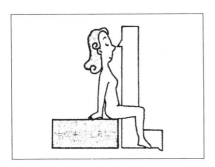

⑤**女性坐在床邊**：男性從斜下方將陰道壁往上摩擦。此外，也可以用口愛撫女性的乳房。這個體位對於二人都比較胖或較累的男性較適合。

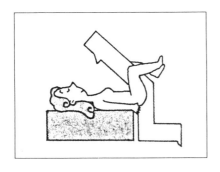

⑥**利用床的一端**：男性可以愛撫女性的臉和乳房，同時用手指刺激陰蒂。從這個體位二人擁抱在一起朝床上移動時，就可變爲①的體位。

4　體　位

女性上位（騎士位）

女性上位的特徵

- 也稱為騎士位，①女性能自由地領導，②男性的手能自由地刺激乳房或陰蒂，③男性可以看到女性的臉和搖動的乳房，同時進行性行為，④即使在生理期時也不容易弄髒床單。

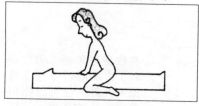

①**女性上位基本型**：女性單手握住陰莖，用單手張開小陰唇，陰莖抵住陰道口插入，上身配合陰莖的勃起角度做活塞運動。

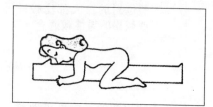

②**上身前倒**：由①開始，女性的上身往前倒，上下做活塞運動。男性則用口和手愛撫女性。

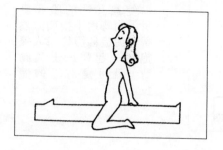

③**挺起上身**：女性的手置於男性的大腿，上身挺直，男性則可以刺激陰蒂。

體 位 4

女性上位 (騎士位)

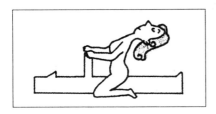

④**上身後仰**：雙方的手互相緊握，女性的上身往後仰。這樣就能提高陰蒂和外陰部的緊密結合度。

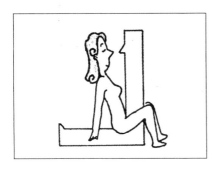

⑤**男性也坐著**：男性坐起來，女性膝直立，坐在男性身上，男性的腰小幅度震動，同時手繞在女性的腰部，抱住女性使其靠近自己做活塞運動，能增強陰莖的壓迫感，同時也是陰蒂容易受到刺激的體位。

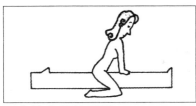

女性上位的重點

⑥**女性背對男性**：和①的體位相反，女性背對男性，坐在男性身上。如此能刺激陰道內平常刺激不到的部位。

①活塞運動不僅是上下運動，也可以進行左右、旋轉運動等，得到不同的刺激。

②小幅度的動作或是慢慢將動作加大，利用男性的恥骨刺激陰蒂。

4　體　位

後背位

後背位的特徵

• 好像動物交尾一樣，外陰部會暴露在對方的眼前，因此有人不喜歡。但是，①為刺激性體位，能增强興奮度，②男性的手較自由，③陰莖插入陰道較深，具有這些優點。

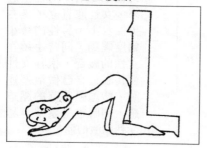

①後背位的基本型：男性採取能夠配合女性陰道的角度的姿勢，女性的腰抬高，能增加陰道的緊度。男性用手刺激陰蒂或乳房。

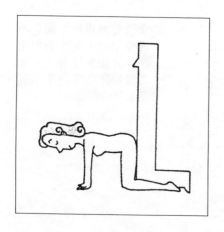

②女性手臂伸直跪下的形態：這個體位女性的臀部容易朝前後移動，男性可用雙手移動女性的臀部，進行活塞運動。此外，女性可利用足的張開度而調節陰莖和女性性器的高度。

體　位　　4

後背位

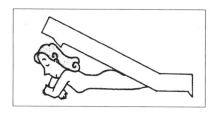

③**俯臥**：由①的體位，女性的膝不要直立，足伸直。能夠輕鬆地活動，陰莖較容易拔出，同時也有緊縮女性臀部肌肉的效果。

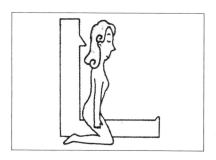

④**男性坐著**：陰莖插入較深，同時男性可以用手自由地刺激陰蒂和乳房，另外也可以親吻後脖頸等。

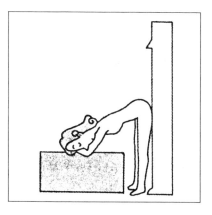

⑤**男性站著**：利用床的一端或椅子等。是結合較淺的刺激性體位，男性用手環抱女性的腰，拉向自己的身體。是不穩定的姿勢，因此，不能長時間進行。

4 體 位

側臥位

側臥位的特徵

• 很難進行活塞運動，但是，①
能減少肉體的負擔，②小孩陪
睡一旁時，能靜靜地進行性行
爲，具有這些優點。

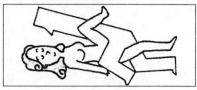

①**側臥位基本型**：陰莖呈
直角接觸女性的性器，
男性可以用手刺激乳房
和陰蒂。

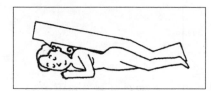

②**女性臀部突出**：男性從
後方插入陰莖。男性用
單肘支撐體重，挺起上
半身的姿勢，將臀部當
成槓桿活動腰部。

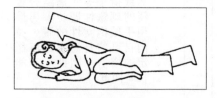

③**彎曲雙膝**：女性的雙膝
深彎曲。露出女性性
器，是陰莖較容易插入
的體位。

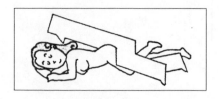

④**足交叉**：女性上側足上
抬，男性下側的足伸入
其中，二人的足交疊在
一起插入，男性可用手
愛撫乳房等。

體 位 4

立 位

立位的特徵

• 是不穩定的姿勢，不能長時間進行，但是具有刺激性，可説是進行真正的性行爲的前戲動作。

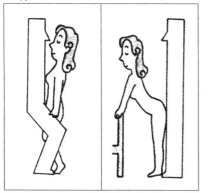

①站著互相擁抱：結合較淺，陰莖較容易拔出，靜靜地活動腰。

②扶住椅背，從後面進行：由①的體位，女性雙手扶住椅背，男性由後方插入。

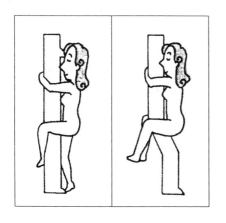

③女性抬起單腳：女性抱住男性的脖子，抬起單腳纏在男性的腰上。男性用單手將女性抬起的腳往上抬。女性腰部突出的姿勢能增強對陰蒂的刺激。

④女性纏住男性的腰：男性將女性抱起，女性用雙足纏住男性的腰。如果男性沒有體力時，是比較勉強的體位。

非常自然的行爲

自然的行爲

• **罪惡感：**有的人手淫之後會有罪惡感，覺得自己很悲慘。覺得手淫是不對的行爲而感到煩惱的青少年並不少。但是，自然的手淫沒什麼不對。

• **有效的性準備：**進行手淫可以說是已經開始真正的結合準備了。性器藉此而能夠成長，性感也能逐漸地開發。

• **一人處理性慾：**對女性而言，手淫是處理性慾的方法，是自然的行爲。

• **有經驗者40％：**根據日本性教育協會的資料顯示，20～22歲的女性約40％有手淫的經驗。這個數字也顯示，對女性而言，和男性同樣的手淫可說是非常普遍的性行爲之一。而且對大部分女性而言，甚至比性交時更容易達到高潮。

• **過度則有問題：**控制自己，不可以過度手淫，此外，也可能會損傷性器。

一定要保持清潔

• 女性的尿道較短，容易引起各種發炎症狀，進行手淫的時候，一定要①用清潔的手或手指進行，②不可以使用不潔的異物，要保持清潔。

已婚者的手淫

• 即使已婚，如果雙方要求不一致，或在月經中、妊娠中或疾病療養中，可以藉著手淫滿足性慾。只要不是對男女的性行爲不關心，或是在性行爲後仍進行手淫，就不算是異常行爲。

手　淫　1

保持清潔

女性的手淫法

• 手和性器要保持清潔後再進行手淫。

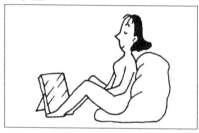

①**用手掌和手指進行**：用手掌按摩外陰部，用指尖刺激陰蒂或小陰唇等。此外，可以一邊照鏡子一邊進行也很刺激。

☆**注意**：觸摸到尿道口周邊有可能會感染細菌，最好不要這麼做。

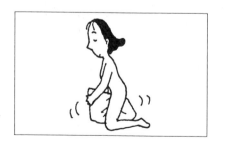

②**使用筆或器具**：有的人會使用振動器或寫字筆來進行刺激。

☆**注意**：不可以使用可能會損傷性器的器具或不乾淨的器具。

③**夾在股間**：將枕頭或填充玩具等夾在大腿間，腰朝前後移動。

☆**注意**：枕頭和填充玩具要保持乾淨。

2　　性行為與年齡

小心避孕

10幾歲的性行為

- 到了青春期成為大人的身體後，女性有生理期，男性有通精現象出現。
- **男性的情形**：性慾和勃起不見得和愛情有關，年輕男性主要是由動物性衝動而引起的性行為。要壓抑這種衝動似乎很困難。
- **女性的情形**：希望自己所喜歡的男性在身邊，希望一直與對方接觸，以接觸慾為主。

20幾歲的性行為

- **新婚時代**：女性於20幾歲結婚者最多。也可說是加深二人情愛、確認信賴關係的時期。性行為可說是加深情愛的重要行為。從戀愛到新婚，想接觸對方的接觸慾增強，性交的次數非常多，但是由於性知識和性經驗不足，會有一些性的煩惱。

墮胎率增加的問題

- 因為初次性經驗而懷孕，結果墮胎的例子增加了。此外，瞞著家人偷偷墮胎的情形較多，因此很難於事後好好地調養，容易留下後遺症。不要為了享樂而做出不負責任的性行為。必須擁有自己的身體靠自己保護的自主性。

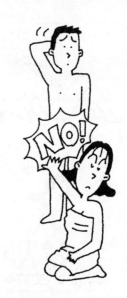

性行為與年齡　2

高齡也能享受性行爲的樂趣

30～40歲層的性行爲

- **女性性的顛峰期**：女性從25歲後半期開始到30幾歲時，是最容易感受到高潮的年齡層，也可以說是性的快感相當豐富的時期。過了這個時期到了40歲層，幾乎都沒有變化，從55歲以後開始慢慢地減退。
- **性生活的一成不變化**：常久的婚姻生活，雙方在日常生活中產生了不滿。此外，有了孩子後夫妻間性的關係變得更爲淡薄，使得婚姻生活變得非常空乏。

更年期後的性行爲

- 這個時期，性慾會隨著年齡而逐漸減低，但是並非完全沒有。
- **男性的情形**：男性的性慾從20歲層到60歲爲止，會逐漸下降。
- **女性的情形**：女性的性慾從50歲層後半期開始慢慢地減退。
- **停經後的性行爲**：即使停經後，也能進行性行爲。比起不進行性行爲的女性而言，陰道衰退較少。性交較少的女性，大多陰道和陰部構造會出現明顯的萎縮現象。

外遇增加的時期

- 30～40幾歲可說是與同一對象進行一成不變的性行爲而開始感到厭煩的時期。已婚女性對於性生活出現肉體不滿的機率，以35歲以上最高。有外遇的男性、女性都增加了。

一成不變化的消除法

- **性知識**：擁有豐富的性知識，在體位上下些工夫，開發技巧，能夠得到新鮮、刺激的性行爲。
- **場所**：可以利用外面的旅館，或是在臥室的設計或照明、BGM等方面下工夫。

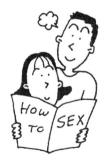

3　　快感的煩惱

心理原因較多

冷感症

- **何謂冷感症**：冷感症就是雖然有性慾而且有性興奮，但是，①無法因爲性行爲而得到快感，②感覺不夠，③雖然有感覺，可是無法得到高潮等症狀，稱爲冷感症。
- **原因**：完全沒有感覺的女性非常少，幾乎都是無法達到高潮的例子。心理作用的因素很大。
- ①認爲自己非常興奮的狀態被男性看到會很差恥，因此會無意識地自己加以控制。
- ②由於對性行爲的罪惡感或害怕妊娠而無法集中精神。
- ③與父母同住或住在公寓，擔心外面的情形，而沒有辦法集中精神進行性行爲。
- ④男性的包莖或早洩等造成冷感症。
- **對策**：在初次體驗後不久，或新婚不久後沒有感受到高潮的例子不用擔心。如果過了2～3年後都無法感覺時，最好接受心理醫生的治療。

溝通非常重要

- 愛人同志一定要互相溝通，體貼對方，詢問對方到底希望什麼樣的行爲，到底哪些部位比較有感覺，今天想不想進行性行爲等。對於對方的慾求一定要充分了解。

緊縮陰道體操

①雙腳腳底貼合，不可分開，用雙手推，將腳跟推向恥骨的方向。
②挺直背肌，靜靜吐氣，緊縮肛門，上身慢慢往前倒。

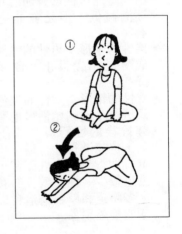

快感的煩惱　　3

以放鬆的心情進行

陽　痿

- **何謂陽痿**：就是勃起不全。進行性行爲時，陰莖無法充分勃起，因此無法插入女性性器中。
- **症狀**：①雖然有性慾，但是陰莖無法勃起，②利用手淫能勃起，但是在女性面前無法勃起，③前戲時會勃起，但是插入時卻開始萎縮。
- **原因**：①性器短小、早洩、包莖等，造成對自己的陰莖有自卑感，②女性恐懼症，害怕妊娠或性病，③有同性戀傾向，④精神的壓力或疲勞等。
- **對策**：接受專門醫師的治療。

早洩、遲洩

- **何謂早洩、遲洩**：插入後在很短的時間內射精，稱爲早洩；相反地，花很長的時間才射精稱爲遲洩。
- 早洩以性經驗較少的年輕男性較常見，隨著性經驗的累積就能痊癒。插入1分鐘以內射精的情形長時間持續時，是病態的早洩，一定要接受心理醫生的治療。

男性成熟度檢查

- 男性的撒嬌有時候是不成熟的人格所造成的。可試驗對方是否具有成熟男性的性格而值得依賴。
- **問題**
①對於你的服裝他會堅持自己的想法嗎？
〔Yes・No〕（以下相同）
②他經常忘記和你的約定嗎？
③他經常談論自己的母親嗎？
④疲勞時他會像孩子一樣撒嬌嗎？
⑤對於你一天的行動，他會打破砂鍋問到底嗎？
⑥他在朋友面前會表示出像丈夫一樣蠻橫的態度嗎？
⑦如果你已與女性朋友有約，他會強迫你和他約會嗎？
⑧討論二人將來的計畫時，他會自說自話嗎？
⑨如果你和其他男性說話，他會生氣嗎？
- **診斷**
〔Yes〕達5個以上時，他就是很會撒嬌的人了。

4　　各種性行為

增加傾向

自戀狂

- 對於自己有性慾，稱爲自戀狂。

　①**自戀狂**：非常愛戀自己的身體、姿態、健康等。一般而言青少年期較常見，會照著鏡子看自己的身體，對於穿著異性服裝的自己產生性興奮。

　②**自慰**：進行異常的手淫，甚至損傷自己的性器的暴力性自慰，或是沒有快感，强迫性自慰等，有時會出現神經症或精神分裂症的症狀。

同性戀

- 向同性尋求性的對象。男性就是男同性戀，女性就是女同性戀。同性戀依其程度分成以下3種：

　①**完全同性戀**：只對同性產生性慾，對異性產生性的嫌惡感。

　②**兩性同性戀**：對同性、異性都感興趣，都能成爲性的對象。

　③**機會同性戀**：在船上、監獄或軍隊中，沒有異性的生活條件下，利用同性當成性的對象代替異性。

其他性愛

- **幼兒愛**：以同性的孩子當成性滿足的對象，不過很少會進行真正的性行爲，只是撫摸身體、擁抱、接吻等行爲而已。

- **老人愛**：像孩子一樣固執，對老年人有一種依賴的心態。不尋求年輕的異性，而對老人會產生性慾。不過大多不是進行真正的性行爲。只要待在老人的身邊就能感到滿足。

- **獸愛**：以犬、貓、小牛、馬等野獸爲對象而得到性的滿足。大部分只是利用動物代替異性，很少只是把獸類當成性慾的對象。

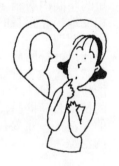

各種性行為　　4

正常性愛的判斷

虐待狂

• 藉著給予性對象痛苦和虐待而得到性的滿足。自己造成無力對象痛苦者以男性較常見，女性也可能對特定的男性進行。

被虐待狂

• 從性對象那兒得到痛苦，藉此得到性的滿足。一般而言以女性較常見，不過男性也可能會出現這種傾向。S・弗洛依德認為「虐待狂同時也是被虐待狂」。

戀物癖

• 對於性對象身體的一部分（頭髮、腳等），或是內衣褲等服裝的一部分產生性的愛戀，因而產生性慾。

交換伴侶

• 1組夫妻和另外1組夫妻交換伴侶，進行性行為。並不是秘密的風流，而是夫妻公然享受婚外性行為之樂。

• 隨著性刺激逐漸加深，容易身陷其中，因此一定要加以節制。

近親相姦

• 親子、兄妹等同胞，叔父或姪女等血緣相近的人之間的性慾，有的甚至是岳母與女婿、媳婦和公公之間發生。

• **母子相姦**：在日本，最近有增加的趨勢，就是母親和兒子之間的性行為。有母子相姦情形的男性，即使結婚以後，與妻子很少有性行為。亦即與母親的心理繫絆較強，在無意識之中，否定與其他女性的性交。

暴露狂

• 女性露出裸體，男性露出其性器較多。有的人，甚至會讓他人看他自慰或自己的性行為，藉此得到快感。

偷窺狂

• 藉著偷窺異性的性器或裸體而得到性慾的滿足。此外，看到他人的性行為，也能夠產生強烈快感。

5　Q&A教室

Q

性行為的體位數有幾種？

A

- 這個世紀以後，通稱的性交體位有「四十八手」。不過，也有人說62種。但是，這些體位並非全部都能夠實際應用。

Q

聽說體格壯碩者，性器比較大。體格和性器的大小有關嗎？

A

- 一般而言，體格和性器的大小無關。不過。
①較高的男性，性器較細長，體格壯碩者，則較粗大。

②較高的女性，陰道較長，骨盤較大者，則較寬。
- 所以，體格和性器通常都能夠取得平衡。

Q

生理期也想進行性行為，不過，在生理期時可以進行性行為嗎？

A

- 在生理期時的性行為，並非不可以進行。但是有一些必須注意的事項：
①由於性器周圍充血，所以經由性行為的刺激，可能會使出血更嚴重。
②生理期的出血較多時，要避免性交，僅止於愛撫和口交。
③必須事先做準備，避免弄髒床或寢具等，同時在體位上，也要下一點工夫。

5　　Q&A 教室

Q

在性行為時，陰道中有聲音，性行為之後，陰道會鬆弛嗎？

A

- 並非性行爲多，就會導致陰道鬆弛或擴張。

- 陰莖在陰道內進行活塞運動，使空氣或分泌物進入陰道而發出聲音。尤其是採取後背位時，空氣更容易進入陰道。

- 如果你很在意聲音，那麼可以換個體位。不過，在性行爲之中，好的體位是最重要。所以要把有聲音視爲理所當然的事情。

Q

有手淫的經驗，很喜歡刺激陰蒂。最近，覺得陰蒂變大，很擔心？

A

- 性行爲或手淫過度，不會使陰蒂變大。

- 但是，①副腎性器症候群的疾病，由於先天缺乏荷爾蒙合成酵素，或是②副腎出現腫瘤時，陰蒂可能會增大。若是擔心，可以接受婦科醫師的診察。

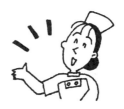

5　　Q&A教室

Q

前戲時會產生快感，但是在性交時，卻無法得到快感？

A

- 前戲產生快感，通常是藉著手淫產生高潮的感覺。女性的性感是以陰蒂爲最強。但是性交時，最容易受到刺激的陰道的性感，在未累積經驗之前，會比陰蒂弱，而且有感覺的地方，只在由陰道入口算起1/3左右的部分而已。

- 因此在前戲時的感覺，在性交時卻無法感受到，這是理所當然的事。陰蒂的性感，在性交時也要好好的引導，這樣就能夠達到高潮。因此要與性伴侶，好好的商量。

Q

可能是丈夫的陰莖較小，我無法藉由性行爲達到高潮？

A

- 妳先生的陰莖是否太小，我不得而知。不過，只要不是特別小（即使勃起也只有在7cm以下）時，則陰莖的大小與高潮是無關。

- 女性達到高潮的關鍵，是在於從陰蒂到大陰唇、小陰唇、陰道口，以及從陰道口算起2～3cm處，是達到高潮的部分。因此，與陰莖的大小、長度無關。

- 爲了達到高潮，雙方必須互相體貼、努力，要在愛撫方法和體位上，和伴侶下工夫。

5　Q&A 教室

Q

結婚才1年，偶爾發現丈夫手淫，只否與我的性生活有所不滿呢？

A

- 男性認爲手淫與性生活是不同的問題，可能並非爲了達到性的快感，只是一種性的放縱，或確認自我而進行手淫。
- 此外，若是與妻子的性行爲無法得到滿足，陷入慾求不滿時，當然也會手淫。
- 性行爲時，若是妳的快感和行爲的表現太少，或者是無法達到高潮，丈夫可能會懷疑他自己的性能力，形成慾求不滿。
- 但是，只要不是對性生活毫不關心，或是在性行爲之後還必須手淫時，那就不需要擔心。

Q

頭一次與他進行性行爲，但是在插入時，下半身僵硬，無法順暢性交？

A

- 頭一次性交，通常都會出現這種情形，可能是因爲陰道周邊肌肉痙攣和異常收縮，因此無法插入。或是在性交中途，陰道痙攣，導致陰莖無法拔出。
- 原因是女性對於性行爲産生極度的恐懼感、不潔感，在重要的時刻，就會表現出拒絶男性的態度。
- 可以利用精神療法，或是使用擴張器進行治療。不過，最重要的，是要改變自己「對性的想法」。

6　　強姦對策

抵抗、訴説

強　姦

- 利用暴力或脅迫，勉強使女性性交，即稱爲強姦。對女性而言，這是令人憎恨的犯罪。女性可能會在黑暗的夜道、公園，被陌生男性襲擊，或者是陌生男子，跑進房中攻擊房内的女性，或者是被來訪的男性，在自己的房内被攻擊。

被男性攻擊時

- 犯人如果持有凶器時，若是抵抗，則可能會遭受比強姦更糟糕的損害，爲了避免這種狀態，①弄響防犯蜂鳴器或大叫，②用高跟鞋敲，或用指甲抓、咬對方，③用力踢對方的要害。總之，能夠做的抵抗儘量做。此外，④噴霧劑也有效。

強姦爲告訴乃論罪

- 強姦，若不提出告訴，則犯罪就不成立，犯人無法被起訴。告訴與否，則由被害的女性自行決定。有的人不想捲入這些麻煩是非之中，有的人覺得難爲情等等理由，而不願意提出告訴。但是爲了消滅犯罪，一定要拿出勇氣，提出告訴。

萬一遭受強姦應該怎麼辦？

①**接受醫師的診斷**：即使不提出告訴，也要拿出勇氣，接受醫師診斷，因爲可能會懷孕，而且必須擔心性病的問題，同時尚需了解女性性器受到損傷的程度，在告訴時可以當爲證據。

②**找警察**：到所轄的警署刑事科，如醫師的檢查手續由警察負責安排。到警局時，必須穿著被害時的服裝，若換下衣服，也必須將被害時的服裝和内衣褲帶去。

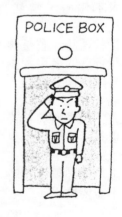

POLICE BOX

Part

5
避孕與墮胎

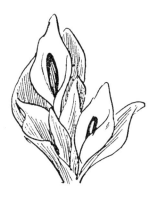

避孕的基本知識/避孕法的實際
人工墮胎

1 避孕的想法

爲何避孕

正確的避孕知識

- **防止不希望的懷孕手段：**「家庭計畫」，就是父母必須考慮年齡、健康、經濟狀況、生活環境、子女的數目、生產的間隔等等，在生小孩的問題上有計畫性，才能夠建立幸福家庭。換言之，生孩子是一種責任，若是進行完全不避孕的性生活，可能懷孕的機會，會超出自己所希望，因此避孕是爲了防止不希望的懷孕，所採取的手段。

- **一知半解的知識會造成反效果：**不知道正確的避孕法，卻誤以爲自己了解，或是一知半解的避孕法等知識是最可怕。錯誤的避孕知識，以及一知半解的知識，導致失敗的例子很多。所以，必須擁有正確的避孕知識。

- **結果走上墮胎之路：**覺得避孕很麻煩，或是採用錯誤的避孕法，在自己不希望的情形下，懷孕。結果女性被迫，不得不接受墮胎。

年輕人的失敗例

- **沒有保險套：**年輕男性的性衝動較強，因此並未準備避孕器具，女性也不加以拒絕，因此導致懷孕的結果。

- **採用荻野式避孕法：**青春期女性的排卵很容易受腦的刺激（環境的變化或煩惱等）的影響，所以絕對不可以按照荻野式的理論去進行。

錯誤知識的失敗例

- **保險套與荻野式併用法的錯誤：**正確的方法是「危險期不要性交，安全期使用保險套。」但是有些人卻弄錯了，認爲「只有在危險期時，才需要使用保險套，安全期可以不用保險套進行性交」，因而遭致失敗。

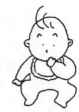

危險的避孕法　2

沒什麼效果

無效的避孕法

- 廣為人知的避孕法當中，有些是幾乎沒有避孕效果的避孕法，或是能夠避孕的機率很低的方法。

❶陰道外射精法

- **方法**：性交中，男性在射精之前，將陰莖拔出陰道之外，在女性的體外射精。
- **問題點**：①男性的精液，在還未有射精感時，在性交中就會稍微漏出。②男性拔出陰莖的時機太遲時，精液會進入陰道之內。③女性在高潮前，由於性交中斷，會導致慾求不滿。

❷洗淨法

- **方法**：將射在陰道內的精液，利用女性性器的洗淨裝置，或是硼酸水等酸性液體，以滴管或家庭用洗淨器，加以噴洗，並且使它洗出陰道之外的方法。
- **問題點**：幾乎無避孕效果，由於射在陰道內的精子，在幾分鐘之後就已經鑽進子宮。既然有幾億的精子，當然只用沖洗是無避孕效果。

洗淨法的效用

- 女性性器容易受到細菌、病原菌的感染，由於罹患滴蟲性陰道炎等女性特有疾病，陰道內的洗淨法，雖然是無效的避孕法，但是如果以清潔陰道內或性器為目的而進行清洗，卻是有效用。

各種陰道洗淨器

- 有貯水式和噴水式，附壁型與狀如放在地上的便器般的便座型，可以中腰清洗型或帶滑輪型等。最近附帶洗淨肛門用與洗淨性器用的兩個噴出管，或是能夠產生溫水、溫風的兼用型的洗淨便器，現在非常普遍。

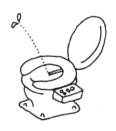

3　　避孕法的種類

自然法　　　　　　　　　　　　**自己進行**

規則法（荻野式）

自然受胎調節法（NFP）

基礎體溫表

性交中斷法（陰道外射精）

洗淨法

效　果＝最高85％，
　　　　　一般值是70～80％
　　　　　（以下同）。

荻野式、基礎體溫、
頸管粘液法的併用。

在性交中，男性射精之前，陰莖由
陰道中拔出，在女性體外射精。
效果：85％、75～80％。

不具有實用價值。

醫療用具

保險套

效果：98％、96～97％。

子宮內避孕器具（IUD）

附加非藥劑 IUD

附加藥劑 IUD

附加銅 IUD

附加黃體荷爾蒙 IUD

子宮帽

陰莖套上一層薄薄的
橡皮袋，使射精後的
精子不會進入陰道之內。

效果：99％、95～98％。

intrauterine contraceptive device
的簡稱，將具有這種形態的尼
龍或塑膠型的器具，放入子宮
內使受精卵不會著床。

——目前政府並未認可。

金屬性的環套上薄的橡皮袋，罩在
陰道的深處（子宮口），則射精後
的精子無法進入子宮內。
效果：97～98％、80～90％。

避孕法的種類　　3

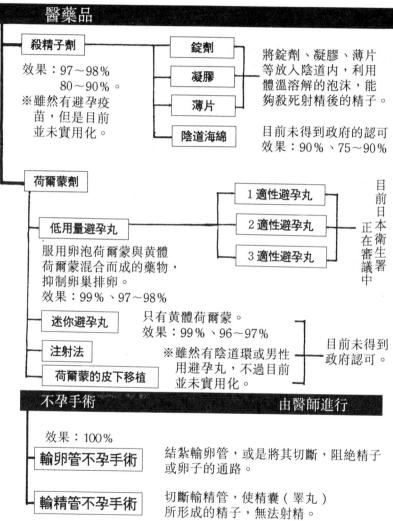

醫藥品

殺精子劑

效果：97～98％
　　　80～90％。
※雖然有避孕疫
　苗，但是目前
　並未實用化。

錠劑

凝膠

薄片

陰道海綿

將錠劑、凝膠、薄片
等放入陰道內，利用
體溫溶解的泡沫，能
夠殺死射精後的精子。

目前未得到政府的認可
效果：90％、75～90％

荷爾蒙劑

低用量避孕丸

服用卵泡荷爾蒙與黃體
荷爾蒙混合而成的藥物，
抑制卵巢排卵。
效果：99％、97～98％

1 適性避孕丸

2 適性避孕丸

3 適性避孕丸

目前日本衛生署正在審議中

迷你避孕丸

注射法

荷爾蒙的皮下移植

只有黃體荷爾蒙。
效果：99％、96～97％

※雖然有陰道環或男性
用避孕丸，不過目前
並未實用化。

目前未得到
政府認可。

不孕手術　　　　　　　　由醫師進行

效果：100％

輸卵管不孕手術

結紮輸卵管，或是將其切斷，阻絕精子
或卵子的通路。

輸精管不孕手術

切斷輸精管，使精囊（睪丸）
所形成的精子，無法射精。

1　基礎體溫法

使用基礎體溫表

知道排卵期

• **藉著體溫差，掌握身體的變化：**女性的身體會因卵泡荷爾蒙和黃體荷爾蒙的變動，導致體溫產生變化。未懷孕的女性①體溫較低的「低溫相」為卵泡期，同時也有②體溫較高的「高溫相」，亦即黃體期，會週期性的反覆出現。由①的後半到②的前半，是稱為③的「排卵期」，是容易懷孕的時期，所以每天測量體溫，知道自己的排卵期較好。

基礎體溫表例（28日週期）

• 正確填入行程、折線圖表以後，備考欄可以記錄感冒、睡眠不足、月經等體調的變化。

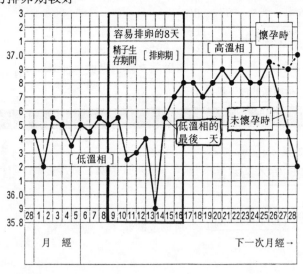

基礎體溫法　1

知道容易懷孕的期間

基礎體溫的測量法

- 枕邊放置婦女體溫計（水銀體溫計或電子體溫計）和體溫表（藥局有售），做好準備後才睡覺。
- **早上醒來時馬上測量**：每天早上清醒之後，躺在床上不要下床，將體溫計含在口中（舌下等）測量體溫，填入體溫表中。

不希望懷孕時

- 生理期正常的健康者，可以利用這種基礎體溫法避孕。
- **安全期**：卵子在排卵後24小時以內，會消滅。因此到高溫相之後，從第4天以後到下一次月經開始為止，都是安全期（月經終了後，到容易懷孕的8天內，由於精子會生存1週，所以不算是安全期）。
- **併用保險套**：只是測量體溫，無法100%測得不會懷孕的時期。即使是安全期，也要併用保險套或凝膠等直接避孕的方法。
- ※**注意點**：①感冒、發燒或精神狀態不穩定時，高溫期會產生變動。②青春期、產後、更年期，由於荷爾蒙的關係，體溫不穩定。

容易懷孕的8天

- **排卵期**：低溫相的最後1天為主，前後加2天的5天內是排卵期。再加上精子在女性體內的平均生存期間3天，因此，總計8天內是容易懷孕的時期。

知道懷孕的方法

- **持續高溫相**：高溫相一般經過17天之後，就會有下次的月經來臨，但是如果持續時間更長（約3週），則懷孕的可能性極大。

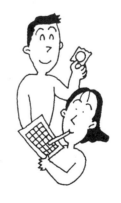

2　保險套

併用基礎體溫法

保險套的特徵

- 非常薄的橡膠袋，配戴在勃起的男性陰莖上，防止精子進入陰道內。
- **優點：**①只要正確使用，避孕性極高。②在藥局或自動販賣機都有銷售。③對健康無害。④能夠預防性病和愛滋病等。⑤容易讓男性了解「家庭計畫」。
- **缺點：**①因爲戴保險套，必須在性行爲中途，中斷愛撫等。②男性、女性都會產生異物感，使性感減退。

保險套的使用法

- **配戴法：**①由袋中取出保險套，輕輕捏住前端貯存精液的小袋子，扭轉一下，去除內部的空氣。②不要讓空氣進入保險套和陰莖之間，要一直戴到最後。
- ※由袋中取出和配戴時，注意不要讓指甲搓破保險套。
- **射精後：**射精後，趁陰莖未收縮之前，握住保險套的根部，注意不要讓精液漏出，將陰莖和保險套由陰道內拔出。

使用保險套的注意點

- ①**性交前要配戴：**有的人在性交開始之後，射精之前才拔出陰莖，配戴保險套。但是在拔出之前，可能已經有精液漏在陰道之內。
- ②**不要使用2次：**就算是持續2次性交，已經射精過1次的保險套，也必須由陰莖上取下，再換新的保險套。如果再繼續使用已經用過的保險套，其精液會漏出。

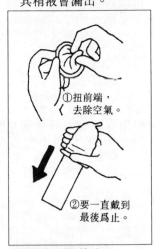

①扭前端，去除空氣。

②要一直戴到最後爲止。

保險套的配戴法

子宮帽　3

與基礎體溫法併用

子宮帽的特徵

- 薄橡膠製成的蓋子，罩在女性陰道深處的子宮口，防止精子進入子宮內，在歐美非常普及，但是在國內並不受歡迎。
- **優點：**①只要尺寸配合，不會有使用感或異物感，避孕性也很高。②耐用期間，大約1年，非常經濟。③不會危害健康。④能夠預防性病，以及子宮頸口癌。
- **缺點：**①自己的手指將異物插入陰道深處，也許會產生心理上的不適感。②需要經由婦產科醫生內診，年輕女性可能會產生抵抗感。③保管時，必須保持清潔，稍有不便。

子宮帽的使用法

- **選擇尺寸：**子宮帽必須選擇適合自己陰道形狀的器具，因此必須由值得信賴的婦產科醫師診斷後，再（由11種類）選擇適合自己尺寸的器具。
- **配戴法：**由婦產科醫師指導，就能夠水平的，配戴在子宮口。
- **使用後：**射精後，大約8小時，都不可以取出。

子宮帽的處理法

- 自陰道內取出的子宮帽，洗乾淨陰乾保管。使用前，必須做檢查，看看是否有洞或傷痕。

子宮帽的配戴法

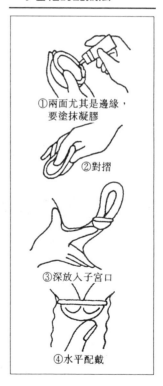

①兩面尤其是邊緣，要塗抹凝膠

②對摺

③深放入子宮口

④水平配戴

4　殺精子劑

併用保險套

殺精子劑的特徵

- 射入陰道內的精子,藉著事先插入陰道內的藥物力量,將其殺死,就可以避孕。殺精子劑分爲①錠劑。②凝膠。③薄片等三種。

- **優點:**①異物感和違和感較少。②不會危害健康。③能夠防止一些性病。

- **缺點:**①效果持續的時間和時機,如果不能夠巧妙配合時,會減低避孕效果。②溶解之後,會流出陰道之外,因此使體位受到限制。③必須和保險套或子宮帽等其他避孕法併用。④偶爾,有人會因此而出現斑疹。

注意點

- **一定要與保險套或子宮帽併用:**殺精子劑單獨使用,無法充分發揮避孕效果。所以必須和保險套或子宮帽等其他避孕法併用。

- **再插入:**插入殺精子劑以後,如果在其效果持續的時間內,沒有射精時,要再插入或再注入殺精子劑,才安全。

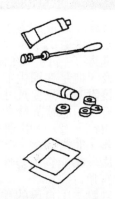

錠劑的插入法

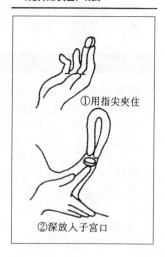

①用指尖夾住

②深放入子宮口

殺精子劑　　4

併用保險套

錠劑的使用法

- **深放入陰道深處**：①用食指和中指夾住，放在陰道深處。②暫時離手，再用食指將其搓到子宮口。
- **時機**：錠劑要利用陰道內的分泌液，充分溶解至少要花5分鐘，因此5分鐘以後，才能夠讓陰莖插入。此外，效果大約為20分鐘。所以，要在這期間內射精。

凝膠的使用法

- **塗抹在子宮口附近**：凝膠要①將注入器深入子宮附近。②慢慢的注入凝膠。
- **時機**：比錠劑更容易溶解，效果能夠持續1小時。但是缺點是容易流出，必須注意。

薄片的使用法

- **用乾的手**：如說明書所示，將薄片折成小片，必須以乾的手將其插入子宮口附近。
- **時機**：效果大約能夠持續2小時，不過，陰道內太濕濕時，反而不容易插入。在前戲之前，就必須插入薄片。

凝膠的注入法

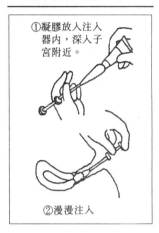

①凝膠放入注入器內，深入子宮附近。

②慢慢注入

薄片的插入法

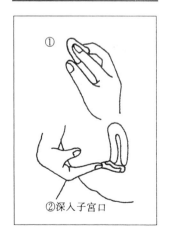

①

②深入子宮口

5　IUD

長期放入

IUD 的特徵

- 尼龍或塑膠製的器具，放在子宮內，阻礙受精卵在子宮內著床，就能夠避孕。
- **優點：**①長期間（約2年）放在子宮內，因此不必在每次性行為時配戴。不會麻煩。②沒有不適感、異物感。
- **缺點：**①只適合有生產經驗的女性。②有的人會出現下腹痛、腰痛、不正常出血、月經異常等現象。

不適合 IUD 者

- **必須和婦產科醫師商量：**①未婚、無生產經驗者。②疑似懷孕者。③子宮頸管裂傷者。④罹患陰道感染症、子宮內膜炎等疾病者。⑤因為子宮畸形，導致子宮腔變形者。⑥疑似子宮癌等，性器罹患惡性腫瘤者。

IUD 的使用法

- **插入法：**必須由婦產科醫師插入。
- **時期：**在子宮略微張開，月經後1週內。
- **定期檢查：**一旦插入以後，大約2年不需要更換。但是①下一次的月經後。②3個月後。③6個月後。④1年後等，要接受定期檢查。

各種 IUD

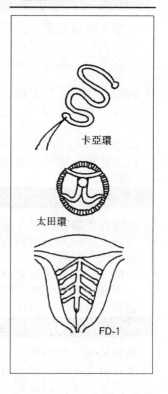

卡亞環

太田環

FD-1

避孕丸　6

要和婦產科商量

避孕丸的特徵

- 避孕丸是合成荷爾蒙劑，一旦服用後，藉著荷爾蒙的作用，形成不會排卵的狀態，達到避孕效果。
- **優點**：①使用簡單。②只要正確服用，避孕性極高。③生理不順、嚴重出血、生理痛等，都能夠治好。④能夠防止一些性病，或卵巢癌、子宮內膜癌等。
- **缺點**：中途忘了服用，就無效。

避孕丸的服用法

- **要與婦產科商量**：現在，在日本使用避孕丸時，必須接受醫師診斷（低用量避孕丸，即將解禁）。
- **連續服用**：混合劑形避孕丸的服用量，1日1顆。以21顆為單位，當成月經的1週期分。
- **服用形態**：月經開始後，第5天到21天內，在同樣的時刻，持續服用。自22天開始，7天內停止服用。一般而言，當服用停止時，月經會出現。但是無論是否出現，停止服用後，第8天開始，仍然要服用21天，然後停止7天，重複這種服用形態。

- **無月經時**：如果持續2次都無月經時，必須與醫師商量。

不可以服用避孕丸者

①17歲以下的女性。②經常吸煙者。③血壓高者。④精神持續憂鬱狀態者。⑤甲狀腺機能亢進症、肝臟、心臟、腎臟疾病、糖尿病等內分泌疾病者。

避孕丸的服用型態表

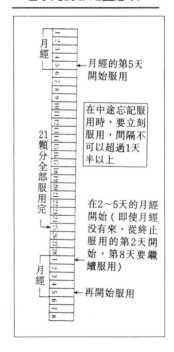

7　永久避孕（優生手術）

生產計畫結束以後再進行

永久避孕的想法

- 永久避孕法。換言之，就是「永久不孕術」。因此在人口增加尚未成爲世界的嚴重問題，或是世界上各國的人，還未認可之前，基於「醫師爲健康者動手術，使其一輩子都不能夠生孩子」的理由，很多人會反對施行這種手術。

- 如果動過多次危險的墮胎手術，最好下定決心，施行不孕手術。但是絕對不要輕易決定動這種手術。

一生都不想要孩子嗎

- 實行永久避孕之後，就無法懷孕。因此，我絕對不贊成認爲「現在不想要孩子」的人動這種手術。現在不想要，可是也許「那一天想生孩子」的希望仍然存在。所以一旦接受永久避孕手術，一生就無法生孩子。

- 這個永久避孕手術，在生產計畫結束，不想再生小孩者，可以用這種方法。嚴格說起來，不算是一種避孕法。

對性行為的影響

- 接受永久避孕手術以後，雖然夫妻關係可能會變得冷淡。但是相反的，能夠由擔心懷孕之中解放出來，也許性生活會過得更快樂。

- 此外，動過手術的男性，只有少數的例子，出現精力減退現象。凡是由避孕的麻煩之中，解放出來者，變得更開朗的例子較多。

對性荷爾蒙的影響

- 永久避孕術，是否會失去男性或女性的魅力呢？這種手術，並非去除男性陰囊，女性也不是去除卵巢，仍然都會分泌性荷爾蒙，發揮其作用。所以不用擔心。

永久避孕（優生手術）　7

輸卵管結紮術（女性）

- **結紮的輸卵管**：結紮卵子的通道，左右的輸卵管的手術。手術法包括，陰道式切開法與剖腹手術法。用這個方法，即使排卵，但卵子無法到達與精子相遇的輸卵管膨大部，因此不會懷孕。
- **很難復原**：結紮後的輸卵管，若要復原，就必須動剖腹手術，但是效果不彰。
- **需要簽同意書**：要接受永久避孕手術時，一定要由大夫簽優生手術同意書。

輸精管切除術（男性）

- **切斷精管**：精子是由睪丸製造出來，通過輸精管射出。結紮精子的通道──輸精管，或由中間切斷的手術。是比女性結紮手術更簡單。
- **不需要住院**：手術只要進行局部麻醉，約30分鐘就能夠結束。
- **仍然有精液**：進行性行為時，仍然能夠以射精的方式，射出精液，但是精液中並無精子，所以不會懷孕。
- **需要簽同意書**：動手術時，需要妻子簽同意書。

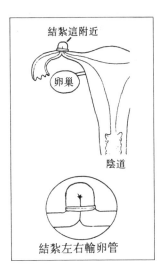

結紮這附近

卵巢

陰道

結紮左右輸卵管

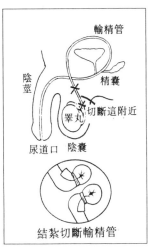

輸精管

陰莖

精囊

睪丸

切斷這附近

尿道口　陰囊

結紮切斷輸精管

1　優生保護法

戰後制定的法律

何謂優生保護法

- 1948年日本制定「優生保護法」，主要目的是爲了防止不良子孫的出生，因此稱爲「優生」，同時爲了保護母體的生命與健康。亦即爲了達到「母體保護」的目的，所形成的法律。
- 爲了達成這兩個目的方法，就是允許採用優生手術和墮胎手術。

優生手術（根據法律規定）

- 優生手術只要符合以下列舉的條件，得到醫師的認定，以及本人和配偶的同意時，就可以進行。
① 本人或配偶有遺傳性的身體疾病，或遺傳性畸形。此外，配偶有精神病，或是精神薄弱者。
② 本人或配偶的四等親以內的血親，有遺傳性精神病、遺傳性精神薄弱、遺傳性精神病質、遺傳性身體疾病、遺傳性畸形者。
③ 本人或配偶罹患癲病，而且可能會傳染給予子孫者。
④ 懷孕或生產，可能會危及母體生命者。
⑤ 現有幾個子女，而且每次生產時，母體身體健康顯著減退者等等。

「優生保護法」的成立

- 日本的優生保護法，誕生於戰前的軍國主義風潮中，1940年5月制定，從翌年7月開始實施「國民優生法」。
- 不過，這個法律只允許不健全者施行優生手術，其他的情形，則儘可能限制人工流産，希望能夠增加人口。同時揭示「增産報國」的口號。
- 但是，戰後狀況改變，由於尊重個人和保護母體的意識逐漸提高，同時社會情勢轉變。因此重新評估優生法。1948年制定「優生保護法」，後來在1950和1955年又修改了一部分，成爲現在的法律。

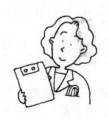

優生保護法　1

大都基於經濟的理由

墮胎（根據法律規定）

• 墮胎必須在符合以下列舉的條件下進行。

① 本人或配偶有精神病、精神薄弱、精神病質、遺傳性疾病、遺傳性畸形者。

② 本人或配偶的四等親的血親有遺傳性精神病、遺傳性精神薄弱、遺傳性精神病質、遺傳性身體疾病、遺傳性畸形者。

③ 本人或配偶罹患癲病者。

④ 繼續懷孕或生產，基於身體或經濟理由，對母體健康有顯著危害者。

⑤ 由於暴行或脅迫、無法抵抗、無法拒絕，被姦淫而懷孕者。

• 墮胎中的①～③與⑤是比較少見的例子。

墮胎（較多的情形）

• 大多是由於避孕失敗，想要墮胎。不過，政府許可的，只有上述的第④項規定。因此，大多是引用第④項中，基於「經濟的理由」施行墮胎手術。• 但是其範圍並無明確的指標，大多是基於醫師和患者的同意後進行墮胎。

「優生保護法」改訂的動態

• 現在都是基於「經濟的理由」進行墮胎。因此，有人提出建議，要消除這個項目，重新評估墮胎的要件。

• 可是，這個建議卻受到女性解放運動為主的人，強烈的批判和反對。另一方面，得到宗教團體支持。要修改這項法令的動態是非常堅定，今後其發展如何，尚無法得知。

• 反對修改的意見：①不景氣，物價高漲、重稅、教育社會福利的受益者負擔不斷加重，要養育子女有困難的家庭增加。②無完美的避孕法（沒有得到許可）。③要減少10歲層的人工墮胎機率，重點應該放在徹底實施學校的性教育與避孕教育，才是最重要的。

• 贊成修改的意見：①成為經濟大國，國民生活水準提升，所以「經濟的理由」已經不合現狀。②絕對不允許，基於「經濟的理由」而輕易抹殺胎兒的生命。③出生率降低，高齡化社會的到來，人口的減少是必然化的趨勢等。

2　墮胎手術

滿21週之前才可以墮胎

可以墮胎的期間

- 人工墮胎手術，可以進行的期間，是懷孕滿21週之前。一旦滿22週之後，就是超未熟兒，藉著現代的保溫箱，或是營養補給技術，胎兒可以生存。所以不可以墮胎。
- 懷孕滿12週以後，進行墮胎時，需要開立「死產證明」或「死胎火葬埋葬許可證」。

進行墮胎的條件

- 在婦產科醫院（優生保護法指定醫師），有以下的規定。
①同意書：20歲以上的女性，要有丈夫或對方男性的「人工墮胎同意書」。若是未成年者，則需要提出父母或骨肉至親的同意書（需要簽名、蓋章）。
②同伴者：懷孕4個月以上，要進行墮胎時，需要丈夫或對方男性陪同。
③注意事項：在指定的日子，如果未帶同意書，或是在飲食等方面，不遵守接受手術時的注意事項，則不能夠動手術。
④休養：如果無法取得手術後的3天休養期間，就無法動手術。

在櫃檯詳細填寫資料

- 在櫃檯，要詳細填寫自己的姓名、住址、電話號碼等，不要覺得難為情，而寫上假名或假住址和電話號碼，否則在緊急狀況時，很難處理。因此絕對不可以說謊。醫師有為患者保密的義務，一旦違反，則要受處罰。所以醫師絕對不會將患者的秘密告知他人。

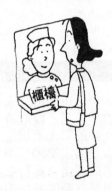

墮胎手術　2

不可說謊

問診的重點

- 接受墮胎的理由、同意書的問題等，都會詢問。其中重要的事項，有以下三點：

①**最後月經日**：最後月經是由何日開始，何日結束。

②**量**：月經量是否與平常的相同，或是較多、較少（正確告知）。

③**墮胎次數**：是頭一次墮胎，還是第2次，或是更多的次數（誠實告知）。

※①與②是決定懷孕月數的必要問題。

※女性有所謂的「假性月經」，亦即雖然懷孕，但是有可能會出血。

※③的問題是第1次與第2次墮胎的手術法不同，才會有此一問。此外，

④**有無過敏體質**：尤其是對抗生素、吡啉系列的感冒藥，會產生蕁麻疹者，一定要告知醫生。

⑤**有無宿疾**：過去罹患過心臟、肝臟、腎臟等疾病者，或者現在有病者，必須告知醫生。

⑥**飲酒、吸煙**：經常喝酒嗎？吸幾根煙以上？都必須告知，可當成使用麻醉時的參考。

懷孕的診斷法

- **檢查尿液**：當懷孕期間到達某種程度時，尿中會出現胎盤刺激荷爾蒙，這種荷爾蒙的有無，可以用來診斷是否懷孕。

- **確認懷孕之後，再墮胎**：從月經預定日開始，1～2週內，有時並不會出現胎盤刺激荷爾蒙。這時候，距離月經預定日過了40天以後，要再做一次檢查，似乎與早期發現的重要性，互相矛盾。但是，如果慌慌張張，不做正確的診斷，就擴張子宮口進行搔刮，其害處更大。所以，必須避免未做明確診斷的墮胎。

- **超音波斷層法**：懷孕滿5週後，必須利用超音波確認子宮中的狀態，以及胎兒的存在、心跳的有無等。

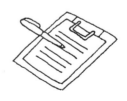

2　墮胎手術

遵守注意事項

手術當天的準備

- **沐浴：**前一天要沐浴，當天早上淋浴。手術後，有一段時間，必須禁止沐浴。
- **禁止吃早餐：**不能夠吃東西，連水、咖啡也不能夠喝。這是因爲做全身麻醉（靜脈注射等）時，吃的東西可能會吐出來。爲了防止窒息，不能夠吃、喝。
- **準備的東西：**生理褲或脫脂棉。住院1～2天最理想，但是如果只是小手術，可能要「住院1天」，所以不需要寢具或盥洗用具。
- **不要化妝：**當天絕對不要化妝、塗指甲油、擦口紅。因爲麻醉時與手術中，醫師藉著觀察患者的臉色，做爲重要的判斷。此外，隱形眼鏡，或小飾物都要取下。
- **穿前開扣的服裝：**緊急時，能夠立刻由前面打開衣服，所以要穿前開扣的服裝。胸罩也要事先取下。

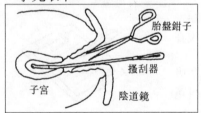

胎盤鉗子
搔刮器
子宮
陰道鏡

墮胎手術的進行法

- 懷孕滿12週以內的墮胎，通常是按照以下的順序進行。
- ①**張開子宮口：**與生產不同，並非出生胎兒的狀態，因此要利用頸管擴張器，慢慢的、勉強的張開子宮頸管。此外，子宮太大時，手術前一天，就將昆布塞條，一種吸收水分就會膨脹的棒子（乾燥的海藻莖製成的），插入。
- ②**取出胎兒：**子宮口張開以後，插入胎盤鉗子，取出胎芽或胎兒。然後再利用狀似湯匙般的搔刮器，完全刮除剩下的胎盤等。
- ※最近會利用狀似吸塵器的機器，吸出內容物。

墮胎手術　2

手術後一定要靜養

手術後的注意事項

- **安靜、休養：** 手術後3天內，必須靜養，第4天要再接受診察。手術後的出血，大約會持續7～10天，在此之前，必須墊清潔的衛生棉。女性的性器，在手術後較弱。對於各種病原菌、細菌非常敏感，容易受到感染，必須注意。
- **恢復正常生活：** 如果無異常，翌日就可以淋浴，第4天就可以做輕鬆的家事，第7天可以上班、上學、泡澡。第14天可以進行性生活。但是酒類或刺激性的食物，會增加出血，所以大約10天內，都不可以攝食。
- **異常的情形：** 發燒到38℃左右、不正常出血時，必須接受診察。

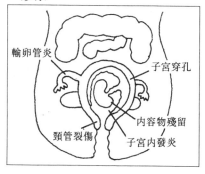

墮胎手術的意外事故、異常

- **手術的意外事故：** 主要的意外事故，或手術失敗所引起的問題如下：
① **頸管裂傷：** 子宮頸管擴張時，太過於勉強，導致頸管受傷。
② **子宮穿孔：** 頸管擴張器或胎盤鉗子等，插入子宮時，搓破子宮。
③ **內容殘留：** 胎兒及胎盤未完全取出，在子宮內腐爛。
- **手術後的異常：** 手術後容易引起細菌等的感染，必須注意。
① **子宮內的發炎：** 手術後養生不良時，細菌進入子宮，引起子宮內膜炎等疾病。
② **輸卵管發炎：** 細菌進入深處時，會引起輸卵管炎，輸卵管阻塞，卵子無法到達子宮。
③ **骨盤的發炎：** 發炎一旦擴及腹腔時，就會變成不孕症。這時，除了發燒以外，還會出現腹痛、腰痛等症狀。

3　Q&A 教室

Q

懷孕5週與10週的2次自然流產。難道原因是因為單身時，曾經動過1次墮胎手術？

Q

生下2個孩子，動過1次墮胎手術，大概還能夠做幾次墮胎手術，對身體不會造成傷害呢？

A

- 自然流產，通常是在懷孕5～11週最多，是否起因於墮胎，無法得知。懷孕初期的流產，原因很多，不能夠將原因歸諸於墮胎。
- 但是懷孕中期，容易出現的頸管無力症所致的流產，則大多是因為動過墮胎手術的緣故。
- 此外，根據統計，以前有過墮胎經驗者，在與無此經驗者相比較，包括懷孕初期在內，自然流產的比率，以有墮胎經驗者較高。因此，依統計數字而言，墮胎的確是流產的原因。

A

- 墮胎手術，到底進行幾次比較安全，動幾次比較危險？並無定論。有的人動過幾次墮胎手術，但是後來還是生下孩子。有的人只動過1次墮胎手術，可是後來卻反覆流產，或是形成子宮外孕。
- 一般而言，若是將來想要孩子者，就不要輕易考慮墮胎。絕對不可以有「隨時都可以懷孕，想要的時候再生即可」的想法。

Part

6

醫學的知識

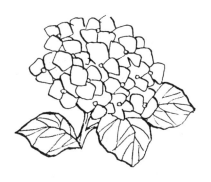

**男女的性/女性的疾病
STD/中年以後的疾病**

1　身體的構造

生物學上的男女比較

1.男女的身體比較

①**身高**：一般而言，女性比男性身高矮10％。

②**體毛**：體毛是受到男性荷爾蒙的控制，所以男性擁有較黑、較粗的體毛。生長在下巴、臉頰、胸、上肢、下肢等處。不會長恥毛的女性，可能是缺乏男性荷爾蒙。恥毛的生長方式，男性爲二等邊三角形，女性爲倒三角形。頭髮生長方式，成人男性由額部髮際朝兩邊彎入。

③**聲音**：過青春期以後，男性的聲音會比女性低1音階，由於男性的喉結（喉頭軟體）發達，聲帶較長，振動數較少所致。亦即所謂的「變聲」。兒童和女性聲帶的振動數，每秒200～250次，男性則爲一半以下，大約只振動100次。

④**體脂肪**：比較20歲的男女時，發現全體重中的脂肪量，男性爲20％，女性爲30％，具有5成的差距。女性從青春期初期開始，臀部、乳房有脂肪附著，

形成女性柔美的曲線。尤其臉頰的頰脂肪體，在青春期以後的女性，會逐漸增加膨脹。男性會顯著的減少，形成堅毅的臉形。

⑤**腰和骨盤**：女性的身體適合生產。尤其骨盤是生產時的產道（骨產道），因此較圓、較寬。腰也比較寬，下腹部的肌肉、韌帶具有強力的伸縮性。但是也因此，女性容易患胃下垂等內臟下垂、遊走腎等疾病。

2.男女的體力

據說「男性比女性強」，不過依體力種類的不同，而有以下的差異。

A、**行動能力男性佔優勢**

好動、積極的運動能力，可以做以下五項的比較：

①**肌力**：肌肉因爲男性荷爾蒙而發達，所以男性佔優勢（例：握力測驗）。

②**瞬發力**：瞬間爆發肌力的體力，在青春期以後，以男性佔壓倒性的優勢。（例：垂直跳測驗）。

身體的構造　1

生物學上的男女比較

③**持久力**：這種體力受到肺活量的影響。女性胸腔較爲狹窄，因此還是男性佔優勢。（例：跑1Km的持久跑測驗）。

④**柔軟性**：與②形成對照的體力，以女性佔優勢。由於女性關節的骨架細，關節可動範圍較廣。（例：俯臥上身後仰、站立身體前屈測驗等）。

⑤**調整力**：與運動神經有關的體力，男性佔優勢。時間的調節力就是「敏捷性」，明顯的也是男性佔優勢。因爲女性不像男性般過著緊張的生活所致。（例：側跳）。

B、防衛能力女性佔優勢

除了肌肉或心肺機能等，其他體力方面，則是承受來自外界壓力，維持生命力的靜態能力（防衛能力），例如，體表面積的能量消費量等，女性較少。所以，可以說是比較「堅強」。

3.男女的心理

•由神經內分泌學、心理學的立場看，男女腦的功能也具有性別差。

①**語言能力**：自幼兒期到成人，女性都佔優勢。青春期以後，女性拿手的科目是，國語、英語、音樂等。男性拿手科目是，數學、物理、社會等邏輯性、抽象性科目。生活上，女性以「好惡」做判斷。男性則會以「正確或錯誤」來做判斷。因爲「語言機能」男性在左腦，女性在中央所致。

②**空間能力**：立體圖的認識能力等，成人男性佔優勢。

③**感情**：女性「膽小」，男性「堅強」，出現感情上差異。男性的「力量攻擊性」、女性的「語言攻擊性」較強。

1 身體的構造

具有類似的機能

4.男女性器的比較

• **女性的性器**

①**陰核（陰蒂）**：最敏感的部分、會因性興奮，使血液大量流入中央的陰核體的海綿部分，產生勃起快感。

②**前庭球**：在陰道前庭下方的海綿體，相當於男性尿道海綿體。

③**小陰唇**：在大陰唇內側的薄皺摺，有豐富的皮脂肪和靜脈，會因為性的刺激而膨脹。相當於男性陰莖的尿道。

④**前庭大腺**：在陰道前庭下方，左右各一個，分開的分泌腺，會因為性興奮，分泌出乳白色的液體，潤滑陰道口。相當於男性前列腺下方的一對尿道球（庫帕腺）。男性會分泌無色透明的粘液，潤滑龜頭。

• **男性的性器**

①**陰莖**：會因為機械性的刺激、性的興奮，使大腦受到刺激、海綿體會充血、勃起。

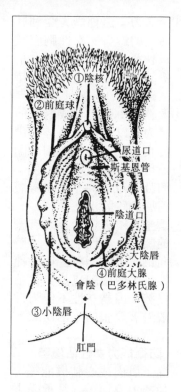

①陰核
②前庭球
尿道口
斯基恩管
陰道口
大陰唇
④前庭大腺
會陰（巴多林氏腺）
③小陰唇
肛門

②**陰囊**：會因為寒、暖而伸縮，保持比體溫約低1度的溫度（精子的適溫）。相當於女性的大陰唇。

③**前列腺**：在膀胱下方，由睪丸（精巢）送來的精子，在此處射精（射精

身體的構造　　1

男女的不同來自荷爾蒙

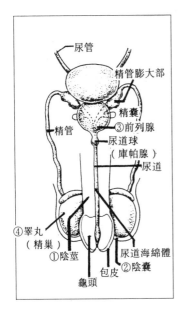

尿管

精管膨大部

精囊

③前列腺

精管

尿道球
（庫帕腺）

尿道

④睪丸
（精巢）

①陰莖

尿道海綿體

包皮　②陰囊

龜頭

管）。這時，分泌的淡牛乳狀的前列腺液，就是精液的成分。相當於女性尿道口兩側的小孔（斯基恩管）。

④**睪丸（精巢）：**不斷生產精子的器官，相當於女性的卵巢。製造出來的精子，貯存在副睪丸，通過輸精管貯存於精囊。

5.男女荷爾蒙的比較

• 荷爾蒙決定男女

「荷爾蒙」是希臘文，意思是「引起興奮」。

包括人類在內，脊椎動物的內分泌器官，會分泌各種荷爾蒙，使特定的器官（標的器官）、細胞（標的細胞）「興奮」。

例如：

①**成長：**蝌蚪變成青蛙、雞的雞冠的成長、硬骨魚的雌雄等，都是決定於荷爾蒙。

②**行動：**候鳥的「南飛」、鮭魚上溯河川產卵、雄貓追母貓等。

③**代謝：**保持血液中的鹽分、血糖等的量及體溫等維持穩定。

分泌荷爾蒙的內分泌器官，包括丘腦下部、腦下垂體、甲狀腺、胰臟、副腎、性腺（精巢、卵巢）、胎盤等。決定人類像男或像女，是由性腺荷爾蒙及副腎皮質荷爾蒙來決定。此外，大腦的松果體是能夠製造抑制性成熟或使皮膚白皙的荷爾蒙的內分泌腺。

1　身體的構造

爲了生殖而分泌荷爾蒙

• 女性荷爾蒙

女性荷爾蒙是由卵巢分泌出來。因此稱爲「卵巢荷爾蒙」或「女性荷爾蒙」。

①卵泡荷爾蒙（雌激素）：從青春期開始，腦的丘腦下部會分泌性腺刺激放出荷爾蒙（LH－RH）。這個刺激會不斷的傳達，使卵巢分泌卵泡荷爾蒙。藉著這種荷爾蒙的功能，使女性的皮下脂肪和乳房發達，輸卵管、子宮、陰道等發達，形成像女性的身體。因此也稱爲「發情荷爾蒙」。

②黃體荷爾蒙（孕酮）：卵巢放出卵子之後（排卵後）所分泌的荷爾蒙，主要作用於子宮。做好萬全準備，使受精卵在內膜著床時，能夠接受營養。這時基礎體溫會上升。

③回饋構造：因此，由腦和卵巢分泌的荷爾蒙，會互相調節，引起排卵或月經。這些構造就稱爲「荷爾蒙的回饋構造」。如果性交→受精→著床，順利進行，而且懷孕成立時，則①與②的荷爾蒙不會減少。

• 男性荷爾蒙

男性荷爾蒙，主要是由睪丸（精巢）分泌，也稱爲「雄激素」。雄激素有三種，大部分是睪酮，與精子的形成、副性器（陰莖、副睪丸、前列腺、精囊腺等）的發育，體毛（恥毛、腋毛、鬍鬚等）的發生，聲音的低音化、性慾的發生等「像男性」的作用有關。其他的二種，則是由副腎皮質所分泌的（男女皆有）。

此外，睪酮的量，不會因爲年齡的增長而減少，即使到達高齡，仍然能夠維持男性機能。

懷孕的構造　2

成為生物機能的性

1.排卵

　　女性從新生兒期開始，在卵子中就孕育了4～8萬個原始卵泡。出生後，發育會停止，但是到青春期時，會配合月經週期，形成1個卵子。

①卵泡期

　　卵巢中的原始卵泡，要促使其發育，必須有丘腦下部將性腺刺激荷爾蒙放出因子荷爾蒙（LH－RH），送到腦下垂體。這時腦下垂體就會分泌卵泡刺激荷爾蒙，透過血液，送達卵巢。藉此卵巢中的原始細胞開始成熟，卵泡成熟以後，分泌卵泡荷爾蒙，經由血液，運送到子宮內膜。這時，子宮內膜機能層開始增殖。

②排卵期

　　子宮內膜機能層增厚以後，同時間腦和腦下垂體發生作用，抑制卵泡刺激荷爾蒙的分泌。這時丘腦下部，會分泌黃體化荷爾蒙，運送到卵巢。這個作用使成熟的卵泡破壞，卵子飛出，這就是排卵。排卵後的卵子，吸入輸卵管內。

③黃體期

　　卵子飛出，卵泡變為空殼以後，黃體化荷爾蒙起作用，形成黃色的黃體，開始分泌黃體荷爾蒙。

　　其結果，血液中的卵泡荷爾蒙和黃體荷爾蒙增加，使子宮內膜機能層更為增厚。

④月經期

　　若未受精，黃體經過12天以後，會開始萎縮，同時，卵泡荷爾蒙、黃體荷爾蒙的分泌，會急速減退。增厚的子宮內膜，由表面開始剝落。這就是月經的開始。後來，黃體變為白體，最後消失。

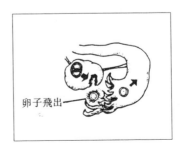

卵子飛出

2　懷孕的構造

2人的共同行為

2.射精

①精子的產生

精囊中有2個睪丸（精巢），其精細管內，1天會製造出約2億個精子，暫時貯存在副睪丸中。1個精子的完成大約需要花2個月。

12～13歲時，間腦的性中樞會分泌促性腺激素放出荷爾蒙，藉著這個刺激，使腦下垂體分泌促性腺激素（性腺刺激荷爾蒙）。這個刺激會使睪丸的①精細胞發育，促進精子形成。②間質細胞分泌雄激素（男性荷爾蒙）。後者的間質刺激荷爾蒙（1CSH），與女性的黃體形成荷爾蒙相同。

②自然射精

成長的精子，運到輸精管貯存。如果積存過多，會在睡眠中，自然通過尿道，由陰莖射出，或者是自己刺激性器時（自慰、手淫）射出。

3.性交

A、提高快感

男性通常會因為加諸於陰莖①的機械刺激與性的興奮，形成大腦刺激，使海綿體充血，勃起。女性會因為性的興奮，陰道②的前庭大腺分泌粘液，潤滑陰道入口。陰莖插入陰道，摩擦（性交）會提高快感。

B、射精

由刺激所產生的快感，超過一定的範圍以後，從睪丸③到輸精管④會產生肌肉收縮，貯存於輸精管的精子，會通過尿道⑥射入陰道中。

這時，加上精囊分泌的精囊腺液和前列腺⑦分泌的前列腺液，形成白色半透明的粘稠精液。1次射精的精液量為2～5ml，其中含有1～5億個精子。

C、精子之旅

射出的數億精子，在女性體內，通常2～3天內都有受精能力，會立刻朝向子宮口⑧，開始移動。但是較弱的精子，在陰道內會死亡。

懷孕的構造　　2

精子與卵子的相遇

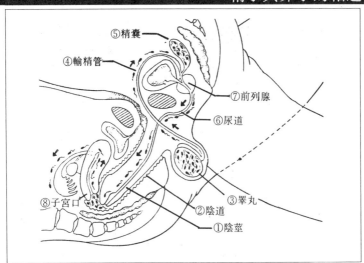

⑤精囊

④輸精管

⑦前列腺

⑥尿道

③睪丸

②陰道

①陰莖

⑧子宮口

4.懷孕

A、卵子的排卵

　　卵巢①中，聚集很多卵子的未成熟細胞，在幾個卵泡中發育，其中1個在排卵1週前，急速成長、成熟。

　　卵泡成熟以後，來到卵巢表面，放出（排卵）。

　　來到腹腔的卵子，進入輸卵管纖部，藉著輸卵管③的肌肉收縮，進入輸卵管膨大部④。這個卵子在24～48小時以內不受精，就會退化。

B、精子到達子宮

　　子宮⑤的口，平常是如上栓般，緊閉不開。但是排卵時，子宮頸部⑥的粘液性質改變，容易接受精子進入。

　　精子以3分鐘，前進約2cm的速度，朝著子宮頸部前進。

2　懷孕的構造

到達子宮著床

精子和其他的細菌同樣，不耐酸。由於子宮內和輸卵管內是爲鹼性，因此能夠幫助精子的進入。這段期間，大約有半數的精子，因爲陰道是酸性的，而會死亡。

C、到受精爲止

到達子宮上部爲止，大約有6000個精子，在1小時內到達，朝著輸卵管③前進。

精子在有絨毛的輸卵管中游泳，找尋卵子。

精子在輸卵管中，大約能夠生存72小時（3天）。即使性交時並未排卵，但是③天內排卵，仍然有受精的機會。

輸卵管膨大部④，聚集數百個精子，一旦遇到來自輸卵管纖部②的卵子時，頭部就會放出氧，使圓錐形的頭，變成捻鑽狀，進入卵子的受精丘的突起之中，因此受精成立。除了受精的那一個精子以外，其他的精子都會死亡。

D、受精卵之旅

受精後的受精卵，要花3～4天的時間，慢慢的朝子宮移動。這段期間，會進行2個→4個→8個的自然細胞分裂，形成狀似桑椹的形狀，稱爲桑實體（桑實胚）。

E、在子宮著床

受精卵持續發育、分裂，同時游向子宮內，尋找適合著床的場所。排卵剛過的4天內，會旺盛的分泌黃體荷爾蒙，使子宮粘膜變得柔軟，成爲適合著床的狀態。受精卵外側形成突起物，好像咬住子宮粘膜似的著床，並且開始接受來自母體的營養，這是受精後，6～8天的事情。

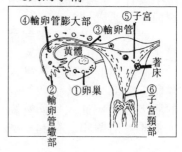

乳房的疾病　　1

母乳與乳房的關係

1.乳房的構造

①乳暈

成熟之後，會不斷的擴張，有黑色素附著，發黑呈半球狀。

②乳頭

聚集分泌乳汁的腺，成熟以後會突出，受到性刺激時會硬挺。但是顏色、形狀、大小與性經驗無關。懷孕後，顏色會變黑。

③乳管

乳暈下方，管呈圓形，貯存乳汁。

④小葉

乳腺葉前端的「乳腺小葉」，生產時，會製造乳汁。乳汁的量與乳房的大小無關，是藉著荷爾蒙的作用增減的。

⑤乳腺葉

若是男性或未成熟女性爲結合組織，但是成熟女性，會有15～25個乳腺葉，促進乳房膨脹。

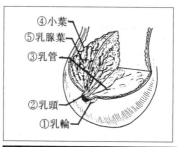

　④小葉
　⑤乳腺葉
　③乳管
　②乳頭
　①乳輪

2.哺乳時乳房的疾病

①急性瘀滯性乳腺炎

症狀　生產後3～4天，整個乳房腫脹，按壓時會覺得疼痛。全身有發熱感出現，則可能是急性化膿性乳腺炎。

原因　通常生產後數天內，乳腺中製造乳汁，貯存在乳管內，但是①乳管無法充分張開。②初乳太過於粘稠，阻塞乳管。③淋巴管或靜脈瘀滯，壓迫乳管。④嬰兒的吸吮力較弱時，則母乳會貯存在乳腺內。

治療　按摩乳房，或是打開乳管都很重要。有時採用冷敷方式，可以去除僵硬、疼痛。

1　乳房的疾病

發炎和分泌不全

預防 懷孕中開始，就要清潔乳頭，進行護理。生産後，利用擠乳器或按摩方式，使乳汁容易分泌。這也是很重要。

②急性化膿性乳腺炎

症狀 乳房發紅、腫大，按壓時有硬塊、疼痛，有時乳房有一部分，會帶有紫色光澤，或形成波浪狀。

原因 由於葡萄球菌或鏈球菌等雜菌侵入乳頭，引起乳管炎或乳腺炎。發生症狀進行時，就會形成膿，膿積存就會造成膿瘍。

治療 初期發炎時，要内服抗生素，並且用冰袋冷敷。此外，要中止哺乳，避免刺激。不可以用擠乳器貯存乳汁。潰瘍時，必須切開排除。

③慢性哺乳性乳腺炎

　　如果急性化膿性乳腺炎未痊癒，就會慢性化。症狀較輕，但是有硬塊，或膿瘍時，就必須進行切開手術。

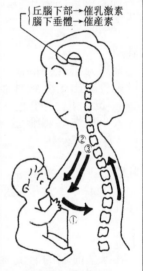

• 乳汁分泌與荷爾蒙

丘腦下部→催乳激素
腦下垂體→催産素

②
③

①

①吸引刺激：嬰兒吸吮乳頭時，這個刺激會由脊髓傳達到腦的丘腦下部。

②産生乳汁：由催乳激素負責。

③排出乳汁：由催産素負責。

乳房的疾病　　1

※**停經後的乳腺炎：**即使未發炎，但是乳房有硬塊，或是有抽筋、陷凹等現象。容易與乳癌混淆。所以要接受診斷。

④乳汁分泌不全症

　　母乳無法充分分泌出來的狀態。

　　①處理不恰當。

　　②由於乳汁無法分泌出來而依賴人工乳，變得乳汁更無法分泌出來，造成惡性循環。

原因　　①**乳腺發育不全：**乳汁生產量不足時。②**荷爾蒙異常：**與乳汁分泌有關的荷爾蒙異常。③**二次性問題：**乳汁分泌正常，但是乳頭形狀異常，或是嬰兒吸吮力較弱，以及乳房護理不全，都會造成乳汁分泌不全。

治療、預防　　如上述般，爲了防止惡性循環，母親對於母乳哺育，必須具有熱情。生產剛過，不要放棄，一定要好好進行哺乳、授乳，同時進行乳房按摩，並

且注意營養、睡眠等。乳房按摩的目的，是使乳腺的血液循環順暢，促進乳管的開通。

3.乳房痛

症狀　　月經前（黃體期後半）開始到月經期，①乳房膨脹、疼痛。②有時乳房外側發硬。③此外，陷入憂鬱狀態（焦躁、不安感）。④自律神經症狀（頭痛、頭暈）。⑤有時會浮腫。一旦月經開始以後，這些症狀都消失。

原因　　由於卵泡荷爾蒙（雌激素）或黃體荷爾蒙，使乳腺細胞增殖所致。因此，停經後的女性不會發生。

治療　　使用內服藥，調整荷爾蒙分泌，或緩和疼痛。

4.青春期乳腺炎

症狀　　乳房有硬塊、腫脹、疼痛，按壓時會有透明液體分泌出來。有時腋下淋巴節也會腫脹。主要是以年輕女性較多見。不過男性也可能會發生（乳房痛也相

1　乳房的疾病

乳房硬塊的問題

同）。

原因、治療　因爲荷爾蒙的分泌，刺激乳房所致。不會引起發炎，所以並不需要特別的治療。如果感覺疼痛，可以用冰袋冷敷整個乳房，藉以緩和疼痛。

5.乳腺纖維腺瘤

症狀　形成一些硬塊。

• 容易罹患者：15～25歲的女性。

①疼痛：不會維持原狀。

②硬塊的大小：從球形的大豆般大到有凹凸面的雞蛋般大小，各種大小都有。

③觸感：有彈力，按壓時覺得會滾動。

原因、治療　乳腺形成良性腫瘤而肥大。年輕女性若是發現硬塊（腫瘤），必須做超音波檢查。硬塊摘除手術很簡單。乳房也不會變形。

6.乳腺葉狀腫瘤

症狀　乳房突然增大

• 容易罹患者：所有年齡層的女性，都會出現。

①疼痛：没有。

②硬塊大小：快速增大，有時一邊的乳房會出現如拳頭般大的腫瘤。

③觸感：稍有彈性。

原因、治療　與纖維腺瘤同樣，是良性腫瘤。不過在幾個月内，會不斷的增大。依照乳腺葉的形狀，形成「葉狀」。治療方法與纖維腺瘤同樣。但是，硬塊若是太大，則必須住院，施行全身麻醉，動切除手術。

7.乳汁漏出症

症狀　與懷孕或哺乳無關，乳汁滲出。偶爾，男性也會出現。

原因　①甲狀腺機能低下症。②腦下垂體腫瘤。③服用鎮靜劑或避孕藥等原因，刺激乳腺的荷爾蒙（催產激素）過剩分泌所致。乳房的輕微刺激，也是原因之一。

治療　通常月經來了以後，就能夠痊癒。因此控制水分的攝取量，是很重要的。

乳房的疾病　　1

良性的硬塊

8.乳腺症

　　症狀上與乳癌症狀類似，很難區別。曾被視爲乳癌的前階段。但是現在發現，它是與乳癌完全不同的良性疾病。

症狀　各種硬塊

• **容易罹患者**：30～40歲層的女性。

①**疼痛**：按壓時，感覺稍微疼痛。

②**硬塊的大小**：從小顆粒到幾個大小球形，或大到雞蛋般爲止。

③**觸感**：感覺好像顆粒聚集起來般，有時只有覺得一個部位特別鬆軟。

原因　荷爾蒙混亂，造成乳腺産生變化所致。雖然形成各種硬塊（結節、腫瘤、囊泡等），但是無害。

檢查　如果經由觸感仍然無法了解時，必須進行 X 光檢查或超音波檢查，或是取出組織做檢查。

治療　如果是大形囊泡時，要用注射器吸引内容物，藉以排除、排出。不過，通常經過幾個月後，就能夠痊癒。但是疼痛强烈時，可以進行荷爾蒙治療。

9.其他

❶**乳腺結核**：30～50歲的女性，或懷孕、哺乳時容易罹患，不過這種病例並不多。乳房會形成硬塊，但是不會疼痛。治療時，只需要服用抗結核藥或進行單純的乳房切除手術即可。

❷**出血乳房（乳腺）**：乳頭有血液，或漿液性血性分泌物出現，疑似①月經代償性出血。②乳癌。③乳管内乳頭瘤。④慢性囊性乳腺症等。若是經由細胞檢查，發現是惡性時，必須進行與乳癌相似的治療。

❸**乳暈（房）炎**：哺乳期，乳頭有化膿菌侵入，造成乳暈的龜裂、糜爛、濕疹現象。

❹**古老豐胸術導致的毛病**：以前爲了增大乳房，會注入有機凝膠、石臘等物質。這些物質會積存在乳房各部位，造成皮膚變色、潰瘍。因此必須將注入物去除，並且重新改造。

2 外陰的疾病

排尿或性交時也會痛

1.外陰炎

大陰唇及其周圍發炎症狀，通常會伴隨陰道炎出現。

①感染性外陰炎

症狀 **發癢疼痛**

外陰部紅腫、發癢、疼痛，伴隨熱感，之後會形成化膿性發炎症狀。造成排尿、性交時的疼痛。

原因 **由各種雜菌所引起**

主要細菌包括鏈球菌、葡萄球菌、大腸菌、淋菌等。以外，陰道滴蟲、念珠菌的原蟲真菌繁殖時，也會引起發炎。

治療 **抑制發炎**

依菌種的不同，使用抗生素或具有消炎作用的軟膏。發炎部位要保持潔淨，還要靜養。排尿、排便時，需要用溫水清洗、擦拭。痊癒之前避免性行為。

②非感染性外陰炎

症狀與①類似，但是並非細菌感染所致，是因為皮膚刺激所引起的發炎，也稱為「接觸性外陰炎」。

原因 **來自皮膚的刺激**

尿、糞便、消毒液、肥皂等，刺激外陰的皮膚。最近，肥胖者由於內褲磨擦皮膚，或是穿著牛仔褲，導致發炎。

※**外陰潰瘍**：①的細菌、梅毒、軟性下疳等性病的感染，使大陰唇內側或小陰唇產生劇痛的潰瘍症狀。梅毒時，會形成不感覺疼痛的硬塊。軟性下疳時會潰瘍、流膿。

2.外陰搔癢症

原因不明，外陰部癢得受不了的疾病，總稱為外陰搔癢症。

症狀 **發癢症狀強烈**

與外陰炎很類似，但是稍稍一點的刺激都會使外陰部有刺痛感，同時發癢症狀強烈。此外，皮膚會乾燥，容易形成傷口。有時相反的，會出現白色的分泌物。

原因 **原因複雜**

①**大腿的摩擦**：肥胖的女性或懷孕後期的女性，由於汗附著在大腿根部，造成摩

外陰的疾病　　2

由於壓力和內褲摩擦所致

擦、發癢情形（間擦症）。
②**更年期**：荷爾蒙分泌紊亂，造成外陰部萎縮，導致發癢（外陰萎縮症）。
③**精神壓力**：家庭或社會的慾求不滿，以及年輕女性對性的不滿等，擔心的問題，也是發癢的原因。
④**其他疾病**：糖尿病、肝病、腎臟毛病、內分泌異常、癌、懷孕等原因。
⑤**感染**：除了外陰炎的細菌以外，還包括毛蝨症、頑癬（白癬真菌的感染）等。
⑥**其他**：外陰部的濕疹，或內褲的磨擦等，也會成為發癢的原因。

治療　**不要刺激**

如果經由尿液或分泌物檢查，得知原因時，則可以配合原因，進行藥物治療。
①**藥劑**：抗組織胺劑、副腎皮質荷爾蒙劑、鎮靜劑等。
②**飲食**：避免攝食具有刺激性的飲食，如咖啡、酒精等。
③**清潔**：由於疼痛很強烈，因此要使用無刺激性，不含香料的肥皂清潔。

④**生活**：避免使用噴霧劑、粉，化學纖維的內衣褲，以及緊身褲、吊襪帶等。性交時要使用凝膠。
※**白斑症**：發癢以外，還會出現白斑。

3.尖圭濕疣

濕疣是拉丁文，指發生於陰部前端，呈尖形（尖圭）的疣。

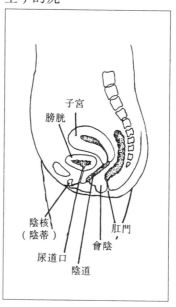

子宮
膀胱

陰核
（陰蒂）
肛門
尿道口
會陰
陰道

2　外陰的疾病

可能會發展爲癌

症狀　**性器的疣增加**

開始是粟粒般的乳白色小疣，或是米粒般大到拇指般大的白色到粉紅色的花菜狀腫瘤。

小的時候，或是只有單獨一個時，是不會疼痛。不過當多發、增大時，就會引起發炎，出現疼痛、發癢的症狀。

男女都有可能發生，女性由外陰部到肛門，男性在包皮、龜頭、陰囊、肛門周邊容易長疣，尤其包莖的男性，由於恥垢容易積存，所以很容易發症。

原因　**陰部不清潔時**

受到人類乳頭瘤病毒感染所致。性交或因子的接觸，也會傳染。一般而言，疣會因爲接觸而擴散，尤其在潮濕的地方容易形成。陰道念珠菌症或白帶增加時，或是懷孕時，陰道有濕氣時，以及性生活旺盛時等，都很容易發生。

治療　**防止發展成爲癌**

疣若是長期放任不管，可能就會發展爲癌。因此必須塗抹抗癌劑軟膏。較大的疣，要進行局部麻醉，藉手術將它切除，或是以電氣燒灼、電氣凝固方式去除。

4.其他

①**外陰萎縮症**：也稱爲外陰白斑症，以過敏、糖尿病者爲多。整個外陰部，尤其是會陰會出現隆起的白斑（過形成型），到大腿部爲止，會出現白色平坦的病變（硬化性苔癬）。除了抗生素以外，前者可以切除。

②**外陰貝切特病**：發紅，形成濕疹和强烈的發癢症狀。可以施行切除手術，不過容易再發，與①同樣的，以高齡者較多。

③**前庭大腺炎**：受到大腸菌或淋菌的感染，會有紅腫、疼痛、發熱症狀。必須使用抗生素、冷濕布療法，或是施行切開手術。

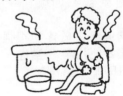

陰道的疾病　　3

自淨作用減退時會引起發炎

1.陰道炎

● 陰道內為酸性

陰道內側壁，是由重層扁平上皮細胞，這一層厚粘膜所覆蓋，是富有伸縮性的管狀器官。這個細胞因卵巢荷爾蒙激素的作用，產生多糖類（糖原）。另一方面，陰道中會自然寄生一些陰道桿菌，它們會分解多糖類，當成自己能量來源，當在進行分解作用時，會產生乳酸，使陰道內的酸度上升，防止外部有害細胞的入侵或繁殖。

● 發生陰道炎時

如上述般，陰道的自淨作用，在卵泡期、排卵期、懷孕初期等，雌激素佔優勢時期較多，月經中會減退，到更年期、老年期時會消失。自淨作用在以下情況下減退時，陰道容易發炎。

①更年期等以外，卵巢有毛病，雌激素減少時。

②受到念珠菌（真菌）、陰道滴蟲（原蟲）、淋菌、大腸菌、葡萄球菌等雜菌感染

時。這是由於外陰炎或性交所致的感染，引起發炎。此外，由於使用抗生素進行這些疾病治療，因此減弱桿菌的活動。

③頸管分泌物異常的增加，陰道內的酸性度降低時。

④陰道內有異物插入，放任不管，或有不適當的陰道清洗方式等。

⑤合併肝病、糖尿病、癌症等消耗性疾病出現時。

2.陰道念珠菌症

症狀　**排尿時會疼痛**

外陰部和陰道發癢、紅腫。白帶呈白濁、酒糟狀，有時在陰道口附近，會出現如米粒大的硬塊，與白帶一起排出。放任不管，症狀逐漸增強，有時會有燒灼感，性交或排尿時，會產生刺痛。

原因　**避孕丸也是原因之一**

念珠菌等真菌，在陰道內異常增加繁殖所致。這種菌會寄生在口的粘膜（口腔念珠菌症）。

3　　陰道的疾病

陰道是容易受到感染的場所

異常繁殖的原因，是因爲使用副腎皮質荷爾蒙劑、陰道洗淨劑、抗生素、避孕用的避孕丸等。由於荷爾蒙分泌異常，使陰道狀態改變，導致真菌增殖。

此外，男性對於念珠菌，是無症狀的。所以，女性若是一再罹患時，就必須與男性一同接受診治。

治療　**禁止穿化纖製的內褲**

要採取陰道分泌物，確認真菌的存在，使用陰道塞劑或軟膏。當再發較頻繁時，必須使用經口劑。即使無自覺症狀，可是真菌很可能存在，因此禁止穿通氣性不良的內褲等。

■陰道炎不同的症狀

	陰道念珠菌症	滴蟲性陰道炎
發　癢	非常強烈	強烈
白　帶	酸乳酪狀、酒糟狀	有泡有膿
	白色	黃色
充　血	陰道口附近發紅	子宮頸部有點狀出血斑
頻　度	約爲白帶異常的10%	約爲白帶異常的1/3

陰道的疾病　　3

男性即使感染也無症狀

3.滴蟲性陰道症

症狀　**特徵爲黃色白帶**

　　與膀胱炎非常類似的症狀（黃色白帶、外陰部出現強烈發癢、排尿痛）。總之，白帶是綠帶黃色，有强烈的臭味，似帶泡的豆腐渣般，是其特徵。陰道粘膜發炎，一般都會合併出現陰道念珠症。

　　女性白帶的原因，大多是由這個疾病所致。男性尿道也會感染，但是，男性爲無症狀。如果夫妻之間相互感染，就稱爲「乒乓球感染」。

原因　**比白血球大的原蟲**

　　陰道滴蟲感染而形成的疾病，不只是存在於陰道內，連子宮頸管、前庭大腺、斯基恩腺、尿道等，也會出現。

治療　**男性也要一起治療**

　　要進行白帶、尿、分泌物、前列腺液（男性）等的培養檢查，確認原蟲的存在，使用陰道塞劑或內服藥，懷孕 3 個月以內的孕婦，不可使用內服藥。

　　如果夫妻不能夠一併治療，則無法痊癒。此外，內褲必須分開清洗，防止家族感染。

■陰道滴蟲

　　用顯微鏡觀察時，發現 3～5 條鞭毛會活潑的展現活動，大小約爲 15～20 微米（1微米爲 $\frac{1}{1000}$ 毫米），包括①口腔滴蟲。②腸滴蟲。③陰道滴蟲。

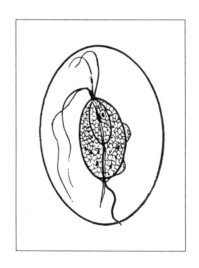

4　子宮的疾病

形狀與大小的正常和異常

1.子宮的各種形狀

①子宮後傾、後屈

一般仰躺時，一旦膀胱脹滿，子宮上端會朝後傾。

10％左右者，大多是保持後屈狀態（後轉後屈），一旦懷孕，子宮增大時，就會凸出於腹腔之中。幾乎是無症狀，如果是由於腹膜炎，出現粘連性後屈，則會引起月經痛、腰痛等。有時候，會有便秘、排尿障礙症狀，以及性交時，深處出現疼痛現象。

治療 **不需要動手術**

子宮內膜症以外的粘連性後屈，是不需要動手術，只要能夠確保輸卵管的通過性，就能夠懷孕。健全的子宮移動性後屈，並非疾病，不必擔心因為後屈而會導致不孕或流產。所以不是治療的對象。

②子宮前屈

雖然是正常位置，但是子宮壓迫膀胱，引起尿意。

③子宮脫、陰道脫

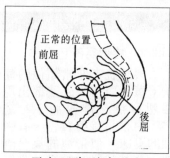

正常的位置 前屈

後屈

子宮下降到陰道中（有時下降到體外），子宮肌肉較弱或肥胖者，較容易發生。需要動手術的重症例子較少，大多只要藉著肌肉強化運動，就能夠減輕症狀。

④子宮畸形

子宮內部一分為2（雙角子宮），或左右2個（重複子宮），或只有一側（單角子宮）等。大多是先天性或發育不全所致，有無月經、過少月經、月經困難症等症狀的出現。將近4成會有流產、早產的現象。生產時，很容易有胎兒頭部旋轉異常、位置異常、臍帶脫出等症狀。有時需要動整形手術。

子宮的疾病　4

2.子宮發育不全

　　子宮的形狀或大小，未能夠充分發育。因個人程度不同而異。但是若是屬於輕度的發育不全，仍然能夠擁有順暢的月經，不需要治療。如果子宮很小，月經量很少，則可以利用全身強壯療法、局部刺激法、荷爾蒙療法後可能會懷孕成功。高度的發育不全，無有效的方法，即使懷孕，其流產率也會比健康的子宮高。

3.子宮肌瘤

症狀　**30歲以上的女性佔20%**

　　子宮肌肉中的纖維組織塊（良性腫瘤）成長，因此如圖所示，其大小和數目各有不同。開始時無症狀，但是逐漸變大，子宮肥大，月經時會疼痛或出血激烈。一般而言，不容易懷孕，而且即使懷孕也會成為流產的原因。

治療　**約住院2週動手術**

　　懷孕中，必須注意不可以流產。只要沒有產道的阻礙，就能夠自然的生產。希望懷孕者或肌瘤較小時，可以利用子宮肌瘤切除術，將其切除。但是太大的肌瘤，則必須進行子宮全摘除手術。

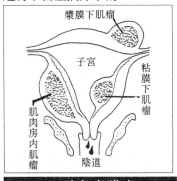

4.子宮內膜炎

　　細菌由子宮頸管上行，感染內膜，引起發炎。分為急性與慢性兩種。

症狀　當發炎症狀擴散時，會出現黃色至黃褐色的膿狀白帶，而且會混雜著血液。此外，下腹部會產生重壓感和鈍痛，會有輕微發燒症狀。當病原性增強時，或是產褥期、月經剛過後，內膜剝離強烈時，發炎症狀波及肌肉層，會使症狀惡化。

4　　子宮的疾病

腫瘤、糜爛、息肉

原因　由於生産、墮胎、流産等，或是放置衛生棉條和不潔的性行爲等。此外，高齡者抵抗力低落，也會引發。

治療　需要靜養，並且冷敷腹部、使用抗生素、鎮痛解熱劑、消炎劑、子宮收縮劑等。禁止入浴、性交。

※**骨盤感染症**：當子宮內膜炎繼續惡化，會引發輸卵管炎、卵巢炎（卵巢腫瘤）、骨盤腹膜炎等。伴隨發燒、下腹痛、有氣味的白帶等現象。

5.子宮內膜炎

子宮內膜細胞在子宮肌肉、卵巢、骨盤腹膜等，子宮周圍各處發育增殖。30歲層的女性或不孕女性較多，有月經血的增加或月經痛、性交時疼痛等症狀。

卵巢和輸卵管阻塞時，會引起不孕症。可以用荷爾蒙療法或外科手術來治療。偶爾必須要摘除子宮。

※**子宮腺肌症**：子宮肌肉出現腫瘤，會有月經過多、過長、困難等症狀。

6.子宮陰道部糜爛

子宮出口部分的外側上皮（扁平上皮），被推擠，頸管內的上皮（圓柱上皮），狀似翻過來般的狀態，或是發炎症狀，會引起子宮陰道部糜爛，白帶增加，性交時會有出血現象。如果無症狀時，則不需要治療。

7.子宮頸管息肉

頸管粘膜異常增殖、成長，在懷孕時容易出血。大多是良性的。症狀輕微時，在懷孕中就能夠痊癒。但是如果出血量較多，會讓人誤以爲是流産，這就必須加以去除。

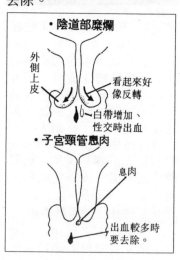

· 陰道部糜爛

外側上皮

看起來好像反轉

白帶增加、性交時出血

· 子宮頸管息肉

息肉

出血較多時要去除。

子宮的疾病　　4

卵巢腫瘤的擔心

8.其他的子宮疾病

①**子宮頸管炎**：月經時或墮胎後等，陰道的發炎波及頸管所致。深黃色或黃綠色膿狀白帶增加，會混雜血。平常並無發燒、疼痛症狀。

②**子宮肌肉層炎**：子宮內膜炎繼續惡化的細菌感染症。必須利用靜養，和投與抗生素加以治療。

③**子宮周圍炎（子宮傍結合組織炎）**：在子宮、膀胱、直腸的周圍引起發炎，大多在生產或墮胎後引起。

④**子宮內膜結核**：併發輸卵管結核，大多會成為不孕症的原因。

⑤**子宮留膿瘤**：感染子宮留水瘤，或是因為子宮癌等原因，形成膿。以高齡者為多。有時是在進行子宮頸癌的放射線治療時發生。

※**附屬器官炎**：卵巢、輸卵管等，子宮以外的內性器發炎症的總稱（卵巢卵、輸卵管炎等）。

9.卵巢腫瘤和莖扭轉

- 幾乎不需要動手術

腫瘤有惡性、中間性、良性之分。卵巢癌是惡性，但是一般所稱的卵巢囊瘤是良性的。

可能是因為卵巢囊瘤的緣故，懷孕中有莖扭轉現象的出現，或是在生產時，產道因為受壓迫時，則必須動手術。只要留下一側的卵巢，仍然可以懷孕。

※**與囊泡的區別**

一旦懷孕，由於絨毛性促性腺激素的刺激，卵巢會腫大。通常在懷孕12週時，就會自然消失。

因此，懷孕初期卵巢腫大，並不是有囊瘤，可能是囊泡，不必立刻動手術，可以觀察情形。

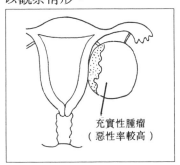

充實性腫瘤
（惡性率較高）

5　女性較多的疾病

習慣病

1.女性容易罹患何種疾病

除了婦科疾病以外，女性容易患的疾病有：①來自生活習慣的疾病。②過敏（自體免疫）疾病。③自律神經失調所造成的疾病。

即使有遺傳因素，但是只要改善生活習慣，巧妙的消除壓力，就能夠與疾病絕緣。不過相反的，女性的身體，對於環境和壓力很敏感。

此外，由於女性荷爾蒙分泌所致的疾病存在著。

女性身體會因為荷爾蒙而變動，在其一生之中會碰到幾個大的轉捩點，如果能夠巧妙的渡過時，就能夠過著健康的生活。

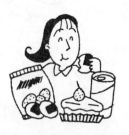

2.生活習慣所致的疾病

現代的成人病，都是遺傳體質，再加上習慣病所致。鬆散的生活，只吃自己喜歡的食物等，長期以來都保持這種的生活態度，就會製造疾病。女性大多罹患這種疾病，是一種習慣病。

①便秘：女性佔壓倒性的多數。習慣性便秘者，其共通的生活態度，就是忍耐便意、水分攝取較少、不吃早餐、很少攝取纖維質食品等。便秘與痔瘡、大腸疾病有關，因此必須養成正確的排便習慣。

②同樣的，忍耐排尿，很容易引發尿道炎、腎盂腎炎等，必須注意。

③此外，最大的問題，是長時間的飲食習慣所形成的疾病。極端的減肥、少食，會引起貧血、手腳冰冷症、低血壓，成為月經停止的原因。相反的，過食則會導致肥胖。

④食品的偏差也會造成問題。糖分、脂肪的攝取過

女性較多的疾病　　5

多，或是吃太多不易消化吸收的食品，會引起頸關節、膽囊、大腸的疾病，當然腸癌的罹患率也很高。鹽分攝取過多，也會影響腎臟和血壓。

⑤有很多是由於運動不足所致的疾病。例如肥胖症、肩膀痠痛、內臟下垂、心臟病等。

※以上請參照第2章的各項目。

3.過敏、自體免疫病

過敏疾病，在這20～30年來，不斷的增加。

理由之一，就是飲食生活的變化。由於動物性蛋白質攝取增加，因此過敏疾病也增多。

過敏是體質遺傳的疾病。因此，體質上承襲父母過敏體質的孩子，就會發病。當過敏原（原因物質）進入體內時，在體內會形成容易與這些物質結合的抗體。不久之後，再有同樣的原因物質侵入時，就會引起抗原抗體反應，導致氣喘、蕁麻疹、鼻炎（花粉症）等

的發作。

原因有時是在於自己的體內，稱爲自體免疫。據說容易製造出自體抗體物質的是女性荷爾蒙。過敏疾病之中，有一些是自體免疫疾病，因此以女性爲多。

像膠原病、風濕、庫興症候群、關節炎等，在女性荷爾蒙分泌旺盛的20～50歲層時會發起。尤其以20～30歲層爲多。

4.不定愁訴

• 消化器官的疾病

與習慣病並列的疾病，大多是由於壓力所致的疾病。身心具有密切關係，其中最顯著的例子，就是消化器官系統。由於在胃的周圍遍佈自律神經，因此能夠忠實的傳達精神的動態。

緊張、不安、忿怒等因素，重複出現時，位於丘腦下部的自律神經中樞受到刺激，就會造成交感神經與副交感神經失調。消化器官系統出現異常，引起胃炎、胃和十二指腸潰瘍、大腸炎等疾病。

5　女性較多的疾病

青春期的疾病

• 自律神經的疾病

自律神經除了消化器官系統以外，還分佈於全身各處。因此會出現頭痛、肩膀痠痛、手腳冰冷、血氣上衝、腰痛、頭暈等全身症狀。這就是所謂的不定愁訴。女性大多會因此引發自律神經失調。

• 青春期較多

青春期容易出現的症狀，由於青春期荷爾蒙平衡會有很大變動的緣故。荷爾蒙的中樞與自律神經中樞之間，有密切的關係，彼此相互影響以達到平衡。

• 何謂現代的壓力病？

女性身體很纖細，由於精神壓力、荷爾蒙的變調，引起不定愁訴，出現許多不快的症狀，但是並非嚴重的疾病。只要「換個心情」，就能夠復原。

來自壓力的疾病，還包括神經症或假面具憂鬱症。

5.青春期較多見的疾病

女性身體隨著荷爾蒙的變化，會產生很大的變動。青春期，卵巢成熟，女性荷爾蒙開始分泌，是做好懷孕準備的時期，但是這是肉體和精神急速成長的時期，因此很容易產生失調情形。

①肌肉收縮性頭痛：好像絞緊般的壓迫疼痛會持續幾天之久。部分是在太陽穴和枕部。這種頭痛，並不像偏頭痛般的劇痛。但是有頭暈、倦怠感、鬱悶症狀。容易罹患者，大多是緊張感較高、依賴性較強，或是完美主義神經質者。

治療　為了放鬆肌肉的收縮，可以泡澡，溫熱肩、頸等。如果肌肉過度緊繃時，可以服用放鬆肌肉收縮的藥物。

②神經性食慾不振症：也稱為青春期消瘦症、拒食症。因為不吃東西，日漸消瘦，體重減輕到30kg左右。血壓很低、卵巢機能低落，甚至月經會停止。

治療　一邊補給營養，一邊藉著心理療法，慢慢的指導她獨立。當然母親態度

女性較多的疾病　5

泌尿器官系統

（過於嚕囌等）也有問題，如果父母不一起接受心理療法，則無法展現效果。

③**過食症、肥胖**：青春期還是屬於發育期，不可以任意減肥，這樣反而會危害自己的健康。必須接受專門醫師的指導，先減輕肥胖度，同時進行心理療法，必須朝著解決心理問題的方向前進。

④**缺鐵性貧血**：臉色蒼白、呼吸困難、起立性暈眩的貧血症狀，以及食慾不振、嗜睡傾向、指甲較薄易斷裂或變形爲湯匙狀等特徵。此外，有時會引起舌炎、食物會引起舌頭刺痛，以及脫毛現象。

[治療]　服用含有鐵質的錠劑或膠囊，或是以靜脈注射方式補充鐵質，平時在生活中也要補充鐵質。

⑤**脊柱側彎症**：從小學高年級到國中的青春期側彎症，女子爲男子的7倍。必須藉著起立膝伸直，然後身體往前屈，或是觀察背部左右高度是否相等，來分辨症狀。

[治療]　藉著運動鍛鍊骨骼肌，就能夠恢復正常。但是若是強度變形時，則必須利用護衣做矯正。

6.泌尿器官系統的疾病

尿是經由兩邊腎臟的兩條輸尿管，流到膀胱。積存在膀胱的尿，經過尿道，由尿道口排出體外。

女性的尿道口位於陰道開口部的前端，因此細菌容易上溯尿道，造成感染。

①**膀胱炎**

20、30歲層的女性較多，一旦感染以後，很容易再發。

[症狀]　膀胱粘膜有細菌附著，引起發炎，①排尿次數，30分鐘至1小時就要排尿（嚴重時可能數分鐘就需排尿），有睡眠不足的情形。②此外，排尿結束時會產生刺痛。③尿中因爲有膿而變成混濁，或是有血膿尿的出現。

[原因]　①女性大多會忍耐排尿，排尿次數較少。②月經的污染。③排便處理不良

5　女性較多的疾病

泌尿器官系統

。④此外，平時即使有雜菌侵入，也不會罹患膀胱炎。但是一旦罹患感冒、或是疲倦、體力減退時，就易感染膀胱炎。

預防、治療　①大量補充水分，增加排尿次數，好像沖洗膀胱般。②性行爲之後，一定要養成排尿習慣。③酒或香辛料等刺激性食物，會增加疼痛，因此要禁止食用。④使用抗生素等，完全治癒疾病，否則會引發腎臟病。

②腎盂腎炎

女性較多，約爲男性的2倍。

症狀　①急性形：突然發燒、腰痛、尿濁、排尿痛、頻尿、噁心等，症狀類似於感冒和膀胱炎。

②慢性形：並非劇烈的症狀，但是症狀與慢性腎炎類似，一旦繼續進行，就會成爲慢性腎不全。大都沒有治療，放任不管。因此最後成爲重症的例子不少。

原因　尿的循環停滯時，細菌會逆流。像年輕 OL、百貨公司的店員、銀行的職員，大多容易罹患此病，因爲長時間不去上廁所，或是喝茶機會較少，尿的流動不順暢所致。

③遊走腎

從躺著的姿勢起來時，腎臟位置極端下降所致的疾病。較瘦的女性，或神經質者較多。一般被視爲內臟下垂症的一種，其特徵是右側腎臟較易發症。

症狀　非常疲勞時，腎臟周圍感到沈重、疼痛。但是當躺下，或改變身體方向時，情形大多能夠好轉。此外，腎臟會因爲身體的位置而變動。每次變動時，都會使輸尿管扭轉，使尿的流通不順暢，造成疼痛。

治療　①如果是屬於消瘦遊走腎者，只要增胖，就能夠改善。②攝取營養，做適度的運動，提高內臟的肌力，絕對不能夠進行極端減

女性較多的疾病　　5

代謝系統

肥。③爲了創造肌肉，要攝取蛋白質食品。④當疼痛過劇或有激烈不快感、血尿等出現，可以利用護衣，使症狀下降。⑤症狀強烈時，必須止痛，或是利用手術，固定腎臟。

④其他

• **急性尿失禁**：骨盤底的肌肉衰退，導致漏尿。肥胖或感染所致。

• **過敏性膀胱**：突然產生尿意的尿失禁。要治療膀胱肌肉。

• **慢性尿道炎**：性交時所引起的發炎。

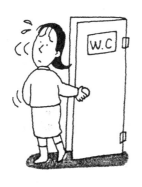

7.代謝系統的異常

　　女性較多的荷爾蒙異常的疾病，據說是因爲自體免疫異常所致。再加上遺傳性的因素，女性荷爾蒙分泌過多也會發症，像膠原病等，以前視爲難病的疾病很多。20～30歲層的女性較容易發病，慢性的經過，在治療上要花較長的時間。不過，現在已經有不少的好藥出現，所以治療效果也提升。

A、膠原病

　　包括全身性紅斑狼瘡（90％爲女性）、強皮症（75～80％爲女性）、皮膚肌肉炎（65～75％爲女性）、結節性動脈周圍炎、風濕熱、慢性關節風濕（約80％爲女性）、貝卻特病的總稱。是女性較多的難病。

[症狀]　會發燒、身體衰弱、關節炎、紅斑、結節等。此外，有時會出現蕁麻疹。

[原因]　20～50歲爲止，發病的理由是在這段期間，女

5　女性較多的疾病

代謝系統

性荷爾蒙分泌最旺盛，因此容易形成自體抗體，引起自體免疫病。

B、慢性關節風濕

20～30歲層最多見。

症狀　手指關節必定會受到侵襲，是這種疾病的特徵。第2關節和根部受到侵襲時，會腫脹成爲紡綞形。當疾病拖得太長時，手會變形，手指會翻過來。當發炎症狀強烈時，活動因此或壓迫時，會覺得劇痛。此外，這種疼痛對天氣很敏感，會因爲寒冷、濕氣而惡化，也會因爲發燒、疲勞、精神打擊而變化。

治療　以前是採用溫熱、安靜的治療法。現在相反的，認爲要冷敷患部和做運動。如果因爲疼痛而不動，則肌肉會萎縮。雖然治療時間較長，但是要有耐心治療，症狀就能夠減輕。

C、庫興症候群

副腎機能異常引起的疾病，以20歲層的女性爲多。

症狀　由於荷爾蒙平衡失調，腦下垂體前葉過度成長，使臉與身體中央部脂肪積存，形成膨脹的胖臉，狀似月亮般。此外，會有多毛症、性慾減退、無月經、肌肉無力、腹痛、腰痛、骨質疏鬆症、皮膚出血、精神障礙等現象。

治療　放任不管會形成危險狀態。治療上是以藥物爲主，但是有時會長期化。

D、甲狀腺的疾病

症狀　由於機能性異常增高，形成巴塞杜病、甲狀腺肥大、眼球突出、心悸亢進、脈搏數增加等症狀。相反的，當機能減退時，會出現粘液水瘤、臉變成圓胖形、皮膚或粘膜僵硬或浮腫、毛髮掉落等症狀。

※女性大多會出現的橋本病（甲狀腺炎），是自體免疫病的一種。左右甲狀腺，出現甲狀腺瘤，並且逐漸變硬，雖會暫時出現機能亢進的現象，但是大多會有機能

女性較多的疾病　　5

低落的情形出現。有時可以動手術，加以摘除。

8.運動器官系統的異常

A、肩膀痠痛

痠痛時，指的並非肩關節，是由頸部到背部廣範圍的肌肉。肌肉不發達者（削肩、削瘦者），或因為脂肪肥胖者，以及眼睛疲倦者較多見。

治療　既然是因為瘀血，造成肌肉變硬的狀態，因此要藉著運動，儘量活動。每天花2小時，背20kg背包的「背包療法」也不錯。還有習慣性的運動之中，以慢跑和游泳最有效。

B、腰痛

原因　①月經困難症。②更年期障礙。③懷孕所造成的姿勢變化。④腫瘤所造成的原因等。

預防、治療　預防腰痛，則需要強化腹肌。腹肌是天然的護衣。藉著屈伸運動或一般運動等，強化腰部周圍的肌肉。出現腰痛時，要找出原因，觀察疼痛狀態，並且要注意保溫，使用較硬的寢具。

C、頸肩臂症候群

原因　打孔員、打字員、電話接線生、速記等職業者，其頸、肩因為長時間負荷，因此產生一種肌肉疲勞，形成這種疾病。此外，還有一些心理上的理由，例如與上司、同事等工作關係的煩惱、由於作業的合理化，造成勞動條件惡化等等，引發症狀。

治療　溫熱療法、超音波療法、按摩療法、運動療法等，成為重要的要素。

D 肌肉無力症

20～30歲層的女性較多，約為男性的2倍。

症狀　以從眼睛開始的眼肌型最多，休息之後，會暫時好轉。早上最好，但是從下午到晚上就惡化，這是其特徵。症狀惡化後，會出現

5　女性較多的疾病

消化器官系統

於全身，無法咀嚼食物、無法吞嚥食物，甚至引起呼吸肌麻痺。

原因　據說是來自胸腺的異常，胸腺爲免疫中樞器官，在青春期達到發達的顛峰，然後就開始退縮。因爲某種關鍵，有時它會持續增殖。這個疾病，有時被視爲自體免疫疾病。

治療　如果胸腺有腫瘤，則需要加以摘除。必須花較長的時間，而且治療情況時好時壞，具有長期間慢性的經過。

9.消化器官系統的疾病

A、膽結石症

膽結石症是膽囊、膽管的疾病。不知何種原因，最近女性較多發病，成爲一大問題。

①油膩的飲食：具有使膽囊強烈收縮的作用，誘發膽結石症。例如吃油炸食品、蒲燒鰻、油膩的中國菜等，可能在幾小時後，突然產生激烈的發作。

②生活環境的歐美化：女性吸煙、喝酒增加，飲食生活的混亂，也成爲這些疾病多發的原因。此外，肉體上的過勞、精神上的壓力等，也會引起發作。

③營養攝取過剩：最近的膽結石已經不再是褐色的膽紅素（膽汁的主成分）系的膽結石，幾乎都是膽固醇系的白色膽結石。這是由於營養攝取過剩（主要是動物脂肪）所致。因此肥胖者（尤其是40歲以上），罹患的機率較高。

④上腹部的壓迫：因爲肥胖、懷孕、衣服，緊縮上腹部，導致膽汁循環不順暢，成爲膽結石發生的有利條件。長時間坐著的作業，也會壓迫上腹部。

B、胃下垂、胃弛緩

先天上虛弱或瘦弱者較多，後天上，經常懷孕、生產者，或是因爲手術，導致腹部肌肉鬆弛者，以及因爲疾病的極度衰弱的40歲層的女性爲多。胃下垂，只需要

女性較多的疾病　　5

血液、血管

增胖，藉著脂肪層，將胃往上推就能夠痊癒。

C、胃、十二指腸潰瘍

20歲層開始到停經期以後的女性，較為多見的疾病。十二指腸潰瘍，以20～30歲層的年輕女性為多。胃潰瘍則是以40歲層以後的女性為多。壓力社會、多飲等的不節制生活，是引起潰瘍的最大原因。

D、胰臟炎

膽結石、十二指腸潰瘍、喝酒過多等原因，突然左上腹部出現激烈疼痛，為急性胰臟炎。最近，女性的患者增多。此外，胰臟癌是男女劇增的癌之一。

E、食道神經症

也稱為食道知覺過敏症、食道痙攣、食道麻痺等。雖然無症狀，但是卻有嚥下障礙（感覺食物塞在喉嚨，或是出現噁心、打嗝情形）。以30歲層以後的女性為多。原因為自律神經失調症、情緒不安、貧血等。

F、布朗馬賓森症候群

也會有嚥下障礙，以40歲層的女性為多，經常會合併出現缺鐵性貧血、舌炎。主要症狀，是在吞嚥食物時，食道會出現刺痛感、胃灼熱的症狀。

長年喝烈酒者，或是很多煙的懷孕女性較多。覆蓋在食道內面的粘膜發炎的慢性食道炎，或是心因性原因，也是其考慮的因素。

10.血液、血管等的疾病

A、單純性紫斑症

撞傷時會出現紫色瘀斑。在身體各處出現這種斑點（紫斑）。以20歲層的女性為多。可能以祖母、母親、女兒般的家族系統出現。在春秋交替時較多見，為其特徵。會自然痊癒，不需要特別治療。

B、多形滲出性紅斑

手腳關節前端有紅色斑點，逐漸變大，無規則性。當眼、口、陰部糜爛時，必

5　女性較多的疾病

須進行強力的治療。在春秋交替時期，有再發的傾向。

C、特發性血小板減少性紫斑病

除了幼兒以外，青春期、30～40歲層的女性也會出現。原因不明。有時是病毒所致。後者在罹患感染症，尤其是罹患德國麻疹1～2週，突然全身會出現細小的紫斑。除了皮下出血以外，會有鼻出血、齒肉出血、月經過多或過長、血尿、吐血、便血等症狀。投與副腎皮質類固醇劑，大半都能夠治癒。

D、結節性紅斑

20～40歲層的女性較多發症。手腳關節疼痛，持續2～3天，主要在小腿外側會出現，從豌豆般大到雞蛋般大的硬塊（結節）。因人而異，有時會痛得令人無法走路。剛開始為紅色，逐漸轉為暗紅色，偶爾會發燒到39℃左右，口腔內和陰部會出現潰瘍，因此疑似貝卻特

病。絕對不要自行判斷，必須接受醫師的診斷。

E、無脈病（主動脈炎症候群）

主動脈發炎，治癒後引起狹窄，造成血液循環減退的疾病。發炎的原因不明。

會產生各種症狀，包括發燒、上半身脫力感、運動時的肌肉痛、頭暈、失語症、視力障礙等。

患者以年輕女性佔壓倒性的多數。也會成為高血壓的原因，會伴隨頭痛出現。投與副腎皮質荷爾蒙、阿斯匹林、抗生素等，嚴重時必須動手術。

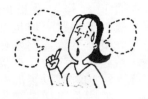

癌的預防、治療　6

癌會攻擊全身

1.各種癌

國人年間死亡者數之中，癌的死亡者佔25%。40～50歲層者為30%以上，為國人死亡原因的第一位。

①**腦、脊髓、神經癌**：腦腫瘤、脊髓腫瘤、神經芽細胞瘤。

②**眼、耳、鼻癌**：網膜芽細胞瘤、中耳瘤、上顎癌等。

③**口腔、喉癌**：唾液腺、齒肉、舌、口唇、上咽頭、扁桃、下喉頭、喉頭等的癌。

④**呼吸器官癌**：肺（支氣管）、胸膜等的癌。

⑤**內分泌腺的癌**：甲狀腺、副甲狀腺、副腎等的癌。

⑥**心臟的癌**：心臟腫瘤。

⑦**血液、造血器官癌**：白血病、多發性骨髓瘤、骨髓癌症、惡性淋巴瘤等。

⑧**消化器官的癌**：食道、胃（包括胃肉瘤）、大腸（結腸、直腸）、小腸、肛門、肝臟、膽囊、膽管、胰臟的癌、癌性腹膜炎。

⑨**皮膚的癌**：臉的基底細胞癌、手腳的惡性黑色瘤、乳房的貝卻特病等。

⑩**骨骼、肌肉的癌**：骨肉瘤、軟骨肉瘤、尤因瘤（內皮細胞性骨髓瘤）等。

⑪**泌尿器官的癌**：病毒腫瘤、格拉比茲腫瘤、腎盂癌、輸尿管癌、膀胱癌等。

⑫**男性性器癌**：前列腺、陰莖、睪丸等。

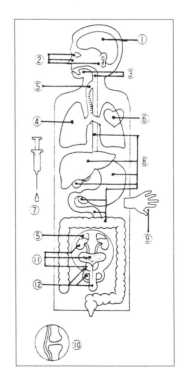

6　癌的預防、治療

關鍵在於早期發現

2.癌（惡性腫瘤）的症狀

• 早期發現的標準

癌的症狀特徵列舉如下：

①很難出現初期症狀：潛伏期間是1～2年，這段期間有的幾乎毫無症狀。

②出現硬塊：接近體表的皮膚癌、乳房、舌癌，以及胃癌、肝癌，在深部會出現硬塊。

③出血：癌組織增大到某種程度時，就會毀壞和潰瘍，然後出血。像肺癌、子宮癌、腎癌、膀胱癌、直腸癌、胃癌等，出血是危險的信號。

④通過障礙：癌隆起時，食物無法通過。例如食道癌、胃癌時，食物無法通過食道或幽門部位，而吐出來。

⑤末期進行速度極快：癌細胞增大之後，增殖速度加快，會轉移，或削弱周圍細胞的力量。

3.癌的原因、治療法

• 各種的原因

癌症發生的原因，並無確定的説法。因此無法確立治療法。不過，有以下的想法：

①刺激説：煙引起的肺癌、或是喜歡抽煙斗者的口唇癌、或包莖者的陰莖癌等。特定的刺激，長期的慢性加諸於一定部位時，就會發生癌。

②病毒感染説：貓或老鼠的白血病、台灣的上咽頭癌、成人T細胞白血病（ATL）等的例子，B型肝炎病毒與肝癌的關係等，都懷疑是病毒感染。

③遺傳因子説：由於癌細胞會無限制的增殖，因此據説是細胞染色體DNA（去氧核糖核酸）遺傳因子受損所致。拿破崙家族與德川將軍家，癌症死亡者較多，受到矚目，這與環境説對立。

④致癌物質説：像皮膚癌、白血病的原因，可能是紫外線或放射線。是由於物理的、刺激的致癌物質所致。幾百個以上的化學致癌物質的研究，正在進行研究。例如烤焦的魚和麵包、咖啡、

癌的預防、治療　6

在飲食、生活習慣下工夫

焦油（苯并芘）、寄生在花生上的黴菌（麴黴菌）等，以及天然食品中所含的致癌物質（亞硝基胺），容易因食品添加物而發生也成為研究的課題。

• 只要5年不再發就 OK

①**外科療法**：切除癌細胞，修復、再建組織。像乳癌需要考慮美容面，喉癌要考慮發聲機能的問題。

②**放射線療法**：治療以外，還要緩和症狀，以及防止再發。

③**化學療法**：內服或注射抗癌劑，對於卵巢癌、絨毛癌亦然。

④**其他**：免疫療法、溫熱療法等。

4.癌預防十二條

　　日本國立癌中心，制定以下的「癌預防十二條」。

①不偏食，攝取均衡的營養（1天攝取30項的食品等）。

②不要反覆吃同樣的食品（即使是微量的致癌物質，也會增加危險性）。

③不可吃太多。

④不可以喝太多酒（與②的理由相同）。

⑤控制吸煙量。

⑥多攝取含有適量維他命A、C、E 和纖維質的食品（黃綠色蔬菜等）。

⑦不要吃太多鹹的食物，以及燙的食物。

⑧烤焦的部分不可以吃（魚、肉烤焦物質中有致癌性）。

⑨發霉的食物不可以吃。

⑩不要過度曬太陽（皮膚癌）。

⑪避免過度疲勞。

⑫保持身體清潔（防止子宮頸癌）。

5.男性與女性的癌

　　除了女性性器癌以外，以種類別來探討癌時，一般而言，男性比女性的發生率為高。例如肺癌約為女性的2倍（腺癌則以女性為高），膀胱癌為3倍，喉頭癌為9倍，胃癌為1.5倍。但是，仍然有一些是女性較多的癌。

①**肺癌**：肺癌中的腺癌，是

6　癌的預防、治療

只有女性才會罹患的癌

以女性較多（約爲1.5倍）。爲何女性多發呢？其原因不明。

　　肺癌與吸煙有特別密切的關係。開始吸煙的年齡愈早，或是吸煙根數愈多，其危險率更高。

②**大腸癌**：隨著飲食生活的歐美化而增加。纖維質攝取較少、動物性脂肪增加，罹患便秘、痔瘡者增多。這都會成爲大腸癌的原因。

　　女性一般比男性更容易便秘，因此也會成爲大腸癌的原因。

③**小腸癌**：雖然很罕見，但是女性似乎比男性多。還是因爲食物在腸內滯留時間太長所致。

6.女性較多的癌

A、**甲狀腺癌**：女性佔男女全體的85％。

B、**肺癌（腺癌）**：約75％爲女性。

C、**膽囊癌**：中高年齡的女性爲多。

D、**大腸癌、小腸癌**：女性稍多。

E、**乳癌**：近年來有增加的傾向。

F、**女性性器癌**
①子宮癌（最多）。
②卵巢癌（第2位）。
③輸卵管癌（約佔1％）。
④陰道癌（數％）。
⑤外陰癌（第3位）。
⑥絨毛癌（懷孕時）。

※絨毛癌會發生於女性的胎盤部分，男性偶爾也會發生在睪丸部分。

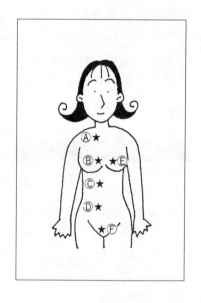

只有女性才會罹患的癌　7

子宮頸癌

1.何謂「子宮癌」?

• 2種子宮癌

子宮癌佔女性癌的25～30％，僅次於胃癌。依發生部位的不同，分為①子宮頸癌和②子宮體癌。

國內女性的子宮癌，90％是屬於①子宮頸癌，不過，最近子宮體癌有增加的傾向。

• 子宮頸癌的特徵

症狀　①與②在初期時皆無症狀。等到有月經不順、不正常出血、白帶增加、下腹部痛等症狀出現時，要接受診治。

檢診　最近子宮癌檢診技術進步，只要早期發現，進行治療，有時不必摘除子宮。

手術　若只摘除子宮時，不會產生後遺症。如果摘除子宮、陰道等，則可能會引起排尿、排便障礙，由於陰道縮短，可能會產生性生活的不快感。

治療後　只要5年間不再發，就算完全治癒。在這之前，手術後的第1年每個月，第2年每2個月，要接受定期檢診。

2.子宮頸癌

日本所說的子宮癌，即意味著子宮頸癌。

症狀　**注意性交時的出血**
①剛開始時是無症狀，但是性交時會有接觸出血情形。這是早期發現的唯一症狀。
②進行之後，會出現摻雜血水的白帶，並且有難聞的氣味。此外，月經和月經之間、性交之後，會有少量出血症狀（因此，老人或無性行為的女性，發現出血現象時，有時都已太晚）。
③再繼續進行時，潰瘍形成，會有不正常出血，而且帶有惡臭的黃褐色膿狀白帶增加。
④癌到達骨盤時，骨盤內的神經受到壓迫、刺激，引起腰痛、下腹痛、下肢痛。
⑤再度惡化時，會有頻尿、

7 只有女性才會罹患的癌

子宮頸癌

排尿痛等的膀胱炎症狀出現，膀胱、直腸穿孔，尿、糞便由陰道流出，就會導致尿毒症或貧血，最後全身衰弱而死亡。

• **容易罹患者：**性交是致癌要因，所以①性交年齡較早者。②30歲開始，慢慢發現，到40～50歲層最多。

原因 **頸管癌出血較慢**

子宮頸部粘膜，是由扁平上皮和圓柱上皮兩種粘膜所構成。在其交界處容易罹患癌，稱為「扁平上皮癌」與「腺癌」區別，前者容易出血，後者出血較慢。

此外，子宮頸管息肉，是比較輕的症狀，但是放任不管，也會成為癌的原因。

檢查、治療 **初期要摘除子宮**

①利用細胞診。②陰道鏡。③組織診（切片檢查）。④圓錐切除術等，調查癌進行的程度。配合進行度，切除子宮或淋巴節。若有合併症或老齡時，則採用放射線治療等。

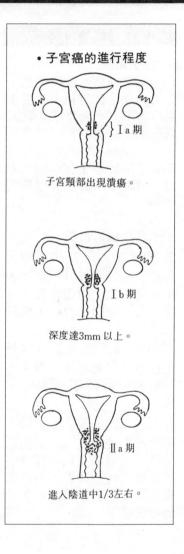

• **子宮癌的進行程度**

Ⅰa期

子宮頸部出現潰瘍。

Ⅰb期

深度達3mm以上。

Ⅱa期

進入陰道中1/3左右。

只有女性才會罹患的癌　　7

子宮體癌、外陰癌

3.子宮體癌

日本子宮癌的死亡率一直保持穩定狀態（1989～1990年），子宮體癌為5～10%，在歐美發生頻度比較高。但是近年來，國內也有增加的傾向。

症狀　誤以為「月經再來」

初期為無症狀，但是進行以後，摻雜血水的膿狀白帶會增加。停經前，月經不順，停經後或更年期時，會有不正常出血現象。有時會出現生理痛或陣痛般的疼痛者，常會誤以為是「恢復年輕，月經又來了」。再進行時，癌性的白帶會阻塞頸管，形成子宮留膿瘤，而且會伴隨下腹痛、噁心感、發燒等症狀的出現。

• 容易罹患者：年齡比子宮頸癌高出10歲左右，以高齡者為多，無生產經驗者也會出現。

原因　因為初經來得太早嗎？

①卵巢機能障礙。

②女性荷爾蒙（雌激素）的

活潑化。

③飲食和生活的歐美化（初經較早，停經較遲）等。

治療　早期治療很重要

與子宮頸癌同樣，要切除子宮或淋巴節。一般而言，其復原情形，比子宮頸癌更好。此外，也可以採用荷爾蒙療法。

4.外陰癌

女性性器癌當中，僅次於子宮癌和卵巢癌。以60歲以上的女性為多。

症狀　大陰唇、小陰唇、陰蒂等外陰部，出現小硬塊，逐漸變大、隆起，而形成潰瘍，而且潰瘍中央變紅、發癢，排尿時會產生發燙的灼熱感。潰瘍破裂時，會引起白帶或不正常的出血。

原因　被認為可能是因為長時間的感染所致，不過原因不明。

治療　會慢慢擴散，因此必須在早期時，將病巢或淋巴節切除。有時還要進行放射線治療。

7 只有女性才會罹患的癌

卵巢癌、乳癌

5.卵巢癌

任何年齡層的女性都有可能出現。不過，據說未婚的女性與無懷孕經驗的女性爲多。會轉移到消化器官等其他臟器的癌，同時復原不良，這是其特徵。卵巢腫瘤也可能變爲惡性腫瘤。

症狀 初期無症狀，當癌擴張到腹腔或肺、肝臟時，下腹部會出現膨脹感（會誤以爲肥胖）。並非普通的腺癌型，分泌荷爾蒙的卵巢癌，在很早時就會成爲月經，再繼續進行，則排尿時間拉近，也會有排便困難和劇痛症狀出現。

治療 初期時，可以切除一邊的卵巢。但是如果繼續進行時，則必須將左右卵巢都切除，甚至連子宮也要切除。

6.乳癌

日本女性癌死亡者，約有4%皆是屬於乳癌。死亡率不斷的上升，但是早期發現，其治癒率也會提高。此外，70歲以上的男性也會發症。

症狀 疼痛較少很難察覺

①硬塊：乳房外側上半部的乳腺，出現硬塊（腫瘤），早期時，按壓也不會覺得疼痛。

②乳房的皮膚：腫瘤會拉扯周圍的組織，因此，皮膚會抽筋，乳頭會陷凹。癌波及皮膚時，會出現浮腫、發紅、像瘤般的褐色硬塊，表面破裂時，會形成潰瘍，按壓時並不會痛。

③分泌物與出血：初期時，壓迫乳房，有出血或異常分泌的現象，繼續進行時，而摻雜血液的分泌物會增加。

檢查 發現硬塊的受診者，80%都屬於良性的疾病（乳腺症等）。診斷是以①Ｘ光檢查。②超音波檢查。③細胞診（用顯微鏡觀察分泌物，或者是用針採取的硬塊細胞），進行以上檢查。

治療 大約住院20天動手術

①乳房切斷術：爲了防止轉

只有女性才會罹患的癌　7

移，要切除惡性的硬塊。最近都考慮到手術後的美容問題，進行切除手術。

②**手術後的治療**：爲了防止癌的再發，要進行放射線治療、投與荷爾蒙劑或抗癌劑。此外，手術後要進行手臂運動，5年內必須避免懷孕。

※乳癌檢查→參照第3章。

7.乳房切斷術

①**單純乳房切斷術**：癌細胞未轉移時，只切除乳房。

②**非定形根治乳房切斷術**：爲了留下手臂的機能，必須留下胸大肌與胸小肌。

③**根治乳房切斷術**：乳房、兩個胸肌、腋下淋巴節都必須切除。

④**大根治乳房切斷術**：連胸骨下方的淋巴節，都要徹底切除。

※任何一個手術，皆需進行全身麻醉，花1～3小時。

8.女性較多的癌

①**甲狀腺癌**：爲男性的5～7倍，年輕女性發生這種癌經過良好，如果發生在中年女性或男性身上時，其經過不好。會有喉嚨壓迫感、聲音

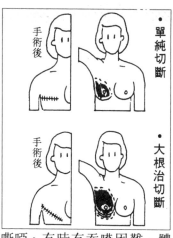

嘶啞、有時有吞嚥困難、體重減輕、疲勞等症狀。早期動手術的復原情形良好。

②**膽囊癌**：中高年齡的女性爲多。一旦出現膽結石時，容易發生右側腹到上腹部出現鈍感，接著會有發燒、噁心、嘔吐、食慾不振、體重減輕、疲勞、黃疸等症狀。早期動手術切除，就能夠治癒。

※**貝卻特病**：乳房、外陰部、肛門的周邊、腋下出現濕疹，放任不管時，就會發展爲乳癌或頂泌腺癌。使用市售藥治療無效時，就必須參照乳癌的基準進行治療。

1　愛滋病

現在愛滋病的預防爲當務之急

1.性感染症（STD）與「性病」

• 4種性病

日本有「性病預防法」（1948年公布）將以下4種疾病列爲「性病」：①梅毒。②淋病。③軟性下疳。④腹股溝淋巴肉芽瘤（第四性病）。

這些疾病，皆是因爲性行爲而感染。由於會讓人想像色情交易等的婚外性交，因此被視爲「討厭的疾病」「不潔的疾病」。

• 新時代的性病

不過，近年來由於性行動的多樣、活潑化，同性戀、口交等的新的「性行爲」不斷擴展。另一方面，輸血、血液製劑（凝固因子製劑）、母子之間的感染、尿路感染等，新的感染經路成爲問題。此外，愛滋病等新「性病」也出現了。

所以不見得「經由性行爲（性的接觸）才會感染，但是透過性行爲感染的機率，還是很高」，因此除了過去的4種性病之外，再加上以下的疾病，總稱爲「性病感染症（Sexually Transmitted Disease）」。

①愛滋病（後天性免疫症候群）
②衣原體感染症（尿道炎、子宮頸管炎）[204頁]
③性器疱疹[205頁]
④滴蟲性陰道炎[171頁]
⑤陰道念珠菌症[169頁]
⑥毛蝨。

2.何謂愛滋病（後天性免疫不全症候群）？

• 突然發生的傳染病

在1981年被發現的新疾病。在健康者身上不會發病的細菌或病毒等病原微生物感染到某些人時，會導致死亡。

1983年發現愛滋病的病原病毒。一旦感染這種病毒（人類免疫不全病毒）時，白血球（淋巴球）的機能會遭到破壞，而對抗病毒的「抗體」無法產生，造成免疫不全。主要是由於性的接觸或血液等引起感染，因此稱爲「愛滋病毒感染症」。

愛滋病　　1

• 各種的免疫不全

①先天性（原發性）免疫不全症候群：天生抗體的作用不良，大多是遺傳的。孩提時期就經常感染中耳炎、支氣管炎、鼻炎、副鼻腔炎、肺炎等。

②後天性（續發性）免疫不全症候群：像愛滋病這種感染病毒，所形成的後天性疾病。其他如造血機能衰退的再生不良性貧血、或是感染雷特洛病毒，使未成熟的白血球系細胞增殖，形成成人T細胞白血病（ATL），以及其他的白血病等。

3.愛滋病的感染

　　愛滋病毒存在於①血液。②精液。③唾液。④眼淚等中。在體外不耐熱，不耐消毒液、傳染力較弱。但是在以下情況下會感染：

①性的接觸：歐美男性愛滋病者爲女性的10倍。因爲男同性戀者較多。愛滋病最初發症的非洲，患者的男女比例是1比1。大半還是來自異性間的性接觸。

②血液製劑：使用含有愛滋病毒血液，當成血友病治療藥的材料，一旦注射導致感染。1985年以前日本的愛滋病患者，大多是因此所致，所以血液行政成爲問題（現在採用加熱滅菌處理）。

③輸血：現在會將抽取的血液做調查，因此可以預防。

④傷口的感染：愛滋病患的血液，沾到皮膚或粘膜的傷口。

⑤注射針：麻醉中毒者，未消毒注射針，陸續注射時。

⑥接吻：與愛滋病患接吻，會經由口内粘膜感染，尤其是深吻。

⑦母子感染：孕婦的愛滋抗體爲陽性時，則新生兒50～65％會感染。

⑧口傳口：餵幼兒吃東西等。

1　愛滋病

初期症狀因人而異而有所不同

• 異性間接觸感染增加

我國目前愛滋病患者較少，大部分都是凝固因子製劑所致。但是，最近由於異性間接觸，出現的患者或感染者，有增加的傾向。尤其是由海外歸國的人，或是在國內的外國女性感染者的增加，成爲一大問題。

4.愛滋病的擴展方式

愛滋病患者數，在世界上爆發性的增加。根據WHO（世界衛生組織）的估計，約有98萬人，美國有411,907人（1994年）。全世界的估計有200萬的成人患者，感染者有800～1000萬人，在本世紀末，可能各爲500～1000萬人，共達4000萬人。

①非洲：薩伊、烏干達、肯亞、盧安達等的大都市，成人中有5～20%受到感染。

②美國：紐約，22～44歲的男性，愛滋病感染率爲25%，妓女爲34%。此外，以華盛頓 D．C.的發生率爲最高。

③日本：累積患者數由378人到810人，感染數由D1656人到3121人（日本厚生省1991→94年），估計不斷增加。

5.愛滋病的症狀

①潛伏期

感染病毒之後，不會立刻發病。此外，即使感染，不會產生任何症狀者，約達70%。

感染以後，約有10%者，在數月～5年內才會出現初期症狀。

②初期症狀

愛滋病毒的感染者中的10～30%，在數年內會出現以下的初期症狀。

• 容易疲倦。
• 體重急劇減輕。
• 持續輕微發燒。
• 持續的下痢。
• 各處的淋巴節腫脹，出現硬塊。

③觀望感染期

由於愛滋病毒，造成免疫不全狀態，不斷進行時，

愛滋病　1

一般不會感染的疾病，也會感染。這就是觀望感染，而且因此更逐漸的走向衰弱。

- **卡波濟肉瘤**：會出現浮腫、發疹、出血等現象的皮膚的惡性腫瘤。
- **卡里尼肺炎**：呼吸困難、青紫病、發燒、乾咳等。
- **念珠菌性食道炎**：食物無法通過喉嚨。
- **腦的障礙**：愛滋病毒侵襲淋巴球以及腦細胞，使記憶力減退，並會產生痙攣、抑鬱、運動障礙等症狀。

④死亡

根據美國的調查，被診斷為愛滋病者，在1年內死亡的機率為50％，3年內的死亡率為90％。

6.愛滋病的日常預防對策

關於愛滋病的感染問題，由於目前是無完善治療法的傳染病，所以出現各種的誤解。在此要說明的，就是不需要過於擔心，為各位列舉的注意點如下：

①不會因為蚊蟲的叮咬或動物造成感染。

②不會藉著空氣造成感染，人群中，咳嗽、打噴嚏等，都不會感染。

③輪流使用一個杯子等，或是使用餐具、飲食等的共用，也不會感染。

④不會經由游泳池、泡澡等的水或熱水而感染。

⑤與愛滋病帶原者握手，或拉吊環、扶手、門把手等，都不會造成感染。

- **接觸的注意點**

愛滋病毒的感染預防，只要注意與帶菌者的血液、精液、唾液的接觸即可。

①**血液的注意**

一旦有傷口時，碰到沾有愛滋病毒的血液，就會被感染。如果病毒只是附著在皮膚或粘膜上，是不會感染的。所以要避免與小傷口的接觸，像是刮鬍刀、牙刷最好要有個人專用的器具，如果沾到血液時，必須立刻用水沖洗掉。

1　愛滋病

利用抗體檢查進行感染檢查

②精液的注意

會因爲男性之間的肛門性交或異性間的性交而感染。①與不特定的對象，進行色情交易的人。②男同性戀者。③濫用麻醉藥物者。④在愛滋病多發的國家，與當地人進行性行爲，就會有感染的危險。

所以使用保險套等，避免直接接觸體液，是很重要的。

③唾液的接觸

若是與對方深吻，或進行口交的性行爲等，都有感染危險。

7.愛滋病的診斷、治療

• 抗體陰性時就 OK

症狀出現之前有5年的時間，如果感到擔心的人，可以進行血液檢查。

①**抗體檢查：**檢查與平常接觸的病原微生物是否會產生抗體。

從「覺得感染了的時期」過了8週以後，可以判斷抗體爲陽性或陰性。若是陰性時，則表示未感染愛滋病毒。進行這種檢查的醫療機構，要詢問衛生所。

②**血清蛋白：**免疫不全者與健康者的蛋白質的狀態不同。

③**結核菌素反應：**免疫不全者會出現陰性，或是陽性的陰性化。

• 治療與預防

愛滋病毒，目前並未發現能夠將其完全破壞的治療藥。此外，也未開發出預防的疫苗。現在，只能夠進行以下的嘗試：

①**AZT：**抑制愛滋病毒的增加，由美國開發的藥物。具有改善神經症狀和延命的效果，但是相反的，卻有貧血等的副作用。此外，目前仍在進行副作用較少的 DDI 等的臨床實驗。

②**葡聚糖硫酸：**由日本福島縣立醫大，投與愛滋病患者，據說成績不錯。

③**免疫增強劑：**干擾素、脱氧胞啶、異丙肌酐、香菇糖、胸腺荷爾蒙等。

④**其他：**市售藥也在檢討當中。例如明發健 C 等。

梅毒、淋病等　　2

1.梅毒

症狀　陰部的疣或脫毛

①第1期：感染後到3個月爲止。陰部（陰莖、小陰唇）會出現1cm以內的硬塊（初期硬結、硬性下疳）。接著附近的淋巴節會變硬、腫脹，但都不會痛。這時梅毒血清反應爲陰性，但是感染過6週以後就會變爲陽性。

②第2期：3個月～3年爲止。會有微微發燒、倦怠感、全身的淋巴節變硬、腫脹、無痛感的發疹（梅毒疹）的出現。剛開始爲淡紅色的斑（玫瑰疹），接著會出現顆粒（丘疹），同時帶有膿。在3～6個月時，會時而出現，時而消失，而且會逐漸變大。有時會成爲疣狀，而且開始掉毛。

③第3期：3～10年爲止。臉、骨骼、肌肉、內臟都會出現硬塊或橡皮狀的瘤（橡皮瘤）。周圍的組織遭受破壞，因此即使痊癒後，整個臉部都會留下難看的疤痕。這時候開始，病原體已經到達全身的血管、神經、腦

部。

④第4期：10年以後。最後腦、脊髓等的神經系統受到侵襲，會出現癡呆、失禁、手腳麻痺、主動脈長瘤（主動脈瘤）。此外，鼻子也有破爛、指甲、性器壞死的情形出現。

原因　接吻也危險

　　這是由梅毒螺旋體所致的慢性傳染病。經由性交、接吻時的皮膚、粘膜感染。

治療　早期治療大都能夠治癒

　　注射或內服盤尼西林系的抗生素。到第1期爲止，有95%能夠治癒。但是到第4期時，除了盤尼西林以外，還需要進行其他的治療。

　　一般而言，治療愈遲，愈需要大量的投藥，同時血清反應也可能一生都呈陰性。

預防　哺乳也需要注意

①孕婦：可能會造成子宮外孕或感染胎兒。一定要接受梅毒血清反應檢查。

②嬰兒：母體的梅毒會經由哺乳或杯子而傳染。

2　梅毒、淋病等

淋　病

※**橫痃**：第1期，大腿根部會腫脹，但是不會痛。

※**扁平濕疣**：第2期，外陰、肛門、乳房的下方等，會出現平滑隆起的表面結節。

2.淋病

症狀　**膿或白帶**

　　女性較容易罹患的疾病，潛伏期間比男性長，有時候很難察覺到。

①**男性**：感染後2～3日內，尿道前端（外尿道口）發癢、陰莖會有淡黃綠色的分泌物出現，而弄髒內褲。持續幾天以後，外尿道口會發紅、糜爛、流膿，排尿時開始覺得尿道口有灼熱感或劇痛。

〈**合併症**〉膀胱炎、前列腺炎、副睪丸炎、腎盂腎炎、尿道狹窄等。

②**女性**：感染後3～10日內，與男性的症狀相似，不過由於女性尿道較短，所以其症狀較複雜。

〈**合併症**〉子宮內膜炎、輸卵管炎、骨髓腹膜炎、子宮頸管炎、陰道炎、尿道炎、前庭大腺炎、腎盂腎炎、關節炎、心內膜炎等。

※不分男女，一般老人與幼兒較少發生，性活動期較多見。後遺症會成為不孕症的原因。

※孕婦帶有淋菌時，新生兒可能會因此引起結膜炎，導致失明。

原因　**少女要注意浴室的清潔**

　　淋菌這種細菌感染到尿道，幾乎都是由於性交所致。偶爾像青春期之前的女孩，粘膜較弱，所以會經由浴室的浴巾、地面、椅子而感染，這時陰部會糜爛、內褲會弄髒（陰門陰道炎）。

治療　**不只自己連對方也要治療**

①**檢查**：經由尿道、陰道的膿或尿，檢查淋菌。利用顯微鏡檢查或培養檢查，就能夠決定有效的治療藥物。

②**投藥**：一邊看門診，一邊注射、內服盤尼西林系的抗生素。如果有合併症，則必須住院動手術。

③**日常生活**：禁止性交和攝食刺激性食品（包括酒）。

※此外，不要只是自己治療，必須「被傳染者」「傳染者」一起進行治療。

梅毒、淋病等　　2

非淋菌性尿道炎、軟性下疳

3.非淋菌性尿道炎

症狀　　**女性很難察覺**

　　與淋病很類似，女性症狀比男性劇烈。

①**男性：**性交後1～5天內，起床時排尿，覺得陰莖前端有輕微的刺痛。這時會有白色或黃色的透明分泌物。放任不管，則疼痛會加強、分泌物會增加。不過症狀會漸漸消失進入潛伏期，然後再發。

②**女性：**一定會併發膀胱炎，因此有頻尿、排尿痛、殘尿等症狀。

※男女都很容易成為慢性化，不容易治癒。近年來有增加的傾向。和淋病一樣，以性活動期較多發生。

※合併症有腎盂腎炎、前列腺炎、副睪丸炎等。

原因　　是因為淋菌以外的病原菌所引起，如葡萄球菌、大腸菌、鏈球菌等的雜菌，以及螺旋體、念珠菌、衣原體等病原體。

治療　　參照淋病的治療，絕對不能夠採用外行人的療法，否則會造成慢性化或誤診。

4.軟性下疳

症狀　　**立刻開始疼痛**

　　男性感染2～3日內，陰莖的龜頭溝或包皮內側，女性的陰唇或陰道入口附近，會出現紅色疹，不久會腫脹發膿，形成潰瘍（軟性下疳），按壓時會有劇痛感。半數的患者，在將近1～2週後，大腿根部淋巴節腫痛、化膿、發燒（橫痃）。

　　此外，若是同時感染梅毒者，潰瘍會變硬（硬性下疳）。

　　與梅毒症狀不同的是①下疳為軟性。②疼痛。③周邊呈鋸齒狀，中央陷凹有膿。④感染後疤狀出現較早。

原因　　**日本較少**

　　由軟性下疳菌的細菌所致。日本是較罕見，但是在東南亞，這是很普遍的疾病。

治療　　**能夠簡單的治癒**

　　利用結核菌素反應等皮

2　梅毒、淋病等

腹股溝淋巴肉芽瘤、衣原體感染症

下注射（軟性下疳菌的培養液），來判斷是屬陰性或陽性。治療很簡單，使用抗生素，經過10天左右，就能夠治癒。

5.腹股溝淋巴肉芽瘤

症狀　**初期時疼痛較少**

感染後1～2週，在陰部會出現小的糜爛面，不會感到疼痛，很難察覺。過了2～3週以後，大腿的根部（腹股溝）的淋巴節腫痛，會發燒。然後周圍的淋巴節或皮膚會粘連，出現如拳頭般大的腫瘤，腫瘤破裂，就會流膿。

女性，肛門和直腸的淋巴節腫脹，淋巴液流動不順暢，陰部變硬變厚，直腸變得狹窄，排便不良（外陰部肛門直腸症候群）。這種狀態會持續幾個月之久。

原因　因某種衣原體感染所致。由於治療進步，在國內已經絕跡。不過被稱爲「貧窮病」，在營養狀態惡劣的開發中國家，偶爾會出現。

治療　與軟性下疳同樣，

採用注射或內服4週的抗生素，即可治癒。

6.衣原體感染症

症狀　與病毒不同，帶有RNA與DNA兩種遺傳因子，類似細菌的獨立微生物。

以前是砂眼、鸚鵡熱、第四性病等的病原體，但是現在知道，它也是會感染尿道或子宮頸管，同時會經由性行爲，導致感染。現在是很受矚目的感染症。

原因　**很難察覺**

①**男性**：尿道發癢、疼痛、內褲弄髒等的尿道炎症狀，也有陰囊紅腫、疼痛、發燒、惡寒等的副睪丸炎症狀。

②**女性**：會引起子宮頸管炎、子宮內膜炎等，白帶只是稍微有一點增加而已，所以很難察覺。不過，放任不管，可能會成爲不孕，以及新生兒結膜炎、肺炎的原因。據說在札幌風月場所工作的女性，有75%感染衣原體。所以女性感染的機率很高。

性器疱疹

治療　據説環系抗生素有效。

7.性器疱疹

症狀　**陰部發癢出現小水疱。**

　　男女的陰部或性器，會出現小水疱。以發症的速度區分爲如下。

①**急性型：**感染後10天内，陰莖和小陰唇會出現輕微發癢症狀，突然出現幾個到幾十個小水疱，第二天會破裂，形成小潰瘍或結痂。這段期間，陰部有強烈疼痛，排尿困難，而且大腿根部淋巴節腫痛。這些症狀大約持續2週，半數的人會痊癒，但是其他剩下者，則會在1年内再度發作許多次。

②**再發型：**由於疲勞或月經時，潛伏感染的病毒出現，反覆引起水疱、潰瘍。疼痛等的症狀並不強烈。

③**誘發型：**由於藥物、放射線、手術等，使抵抗力減退時會發症。出現的症狀比①和②強烈。

原因　**單純性疱疹病毒**

（Ⅱ型）的感染所致，治癒後也會潛伏在皮膚。這種疾病「再發性」與子宮頸部癌有關，成爲嚴重的問題。

治療　使用止痛、麻醉、抗生素等，但是無法根本治療。

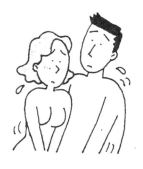

1　更年期的疾病

骨質疏鬆症、老人性脊椎骨質疏鬆症

1.骨質疏鬆症

症狀　**腰和背部疼痛，容易骨折**

骨骼老化、脆弱，容易出現以下症狀：

①**腰、背疼痛**：開始時，覺得背部倦怠，逐漸的開始活動時，腰、背感到疼痛。會誤以爲是神經痛。

②**容易骨折**：背骨擠壓、斷裂（壓迫骨折）。這時會產生劇痛。或是在跌倒時，股骨斷裂（股骨頸部骨折）。

這種骨折反覆出現時，就會出現駝背、身高減低的情形。

原因　**荷爾蒙、維他命等**

骨骼老化進行時，具有以下的理由：

①**性荷爾蒙的減少**：骨有很多小孔出現，爲荷爾蒙疾病的特徵。

②**缺乏維他命 D**：爲了維持骨組織的發育，需要鈣質和磷，而且維他命 D 能夠促進這些物質的吸收。

③**缺乏鈣質**：體內鈣質99%都存於骨骼中，隨著年齡的增長，骨內的鈣質量減少，因此必須注意多攝取鈣質。

治療、預防　**平常的飲食、運動**

①**藥劑**：利用荷爾蒙劑、維他命 D、鈣劑等，強化骨骼。

②**注意日常動作**：不要抬重物，勉強使用手腕或轉動手腕等，必須特別留意，做輕微運動時也要注意。

③**日常飲食的注意事項**：多攝取乳製品（牛乳、奶油等）、連骨都可以吃的小魚、水果、蔬菜等。

④**止痛**：疼痛的部分，利用護衣、溫熱療法加以治療。爲了鞏固骨骼，長期使用護衣，卻會造成反效果。鎮痛劑等亦然。

⑤**骨折的治療**：必須到整形外科接受治療。原則上要靜躺數週。

2.老人性脊椎骨質疏鬆症

症狀　**駝背**

骨質疏鬆症之中，脊椎老化、脆弱情形特別明顯。只是坐下，就可能壓迫到脊

更年期的疾病　　1

椎的椎體，形成壓迫骨折。隨著年齡的增長，背部會變形、駝背。

停經後或60歲以上的女性爲多，腰、背的疼痛爲鈍痛，有持續的苦重感。但是並無劇痛。

※**魚椎**：很多椎體互相擠壓，整個脊椎好像魚骨一般。

|治療|　**止痛**

疼痛強烈時，必須投與消炎鎮痛劑或肌肉弛緩劑，保持安靜。但是長時間躺著，反而會形成腰背的屈伸困難。

|預防|　**活動也很重要**

①**藥劑**：蛋白同化荷爾蒙、活性型維他命D等。
②**運動**：曬太陽，做輕微的運動。
③**飲食**：避免蛋白質、鈣的不足。

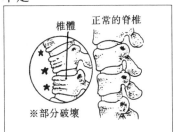

正常的脊椎
椎體
※部分破壞

3.三叉神經痛

|症狀|　**臉頰和上顎劇痛**

臉的側面產生劇痛，亦即俗稱的顏面神經痛。中老年的女性爲多。吃東西時、說話時、打呵欠或噴嚏時、接觸冷風或冷水時，會發生。

尤其是鼻側（第二枝的上顎神經）、下唇兩側下方（第三枝的下顎神經）、兩眉毛中間會疼痛。有時甚至枕部、肩（脊髓神經）都會痛。

※「神經痛」的疼痛是發作性，「神經炎」的疼痛爲持續性。

|原因|　**可能是腦的疾病或皮膚的感染？**

手臂、肋骨、坐骨、腳等的症候群（續發性），與神經痛不同。是原因不明的持續性（原發性、真性）神經痛。不過，最近認爲原因可能是腦動脈、多發性硬化症或帶狀疱疹所致。

|治療|　**首先要止痛**

①**安靜**：保持疼痛較少的姿

1　更年期的疾病

肌膚的老化

勢靜躺，疼痛去除以後，做輕微的運動。

②**藥劑**：爲了止痛、抗痙攣，使用內服、塞劑、注射等方式治療。如果因爲疼痛看門診時，可以到疼痛中心，將麻醉藥注入末梢神經，進行神經遮斷。

③**物理療法**：到整形外科戴頸椎頸圈、接受紅外線照射等。

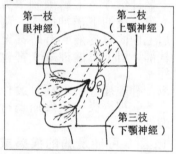

第一枝（眼神經）

第二枝（上顎神經）

第三枝（下顎神經）

※**其他的神經痛**：①翼口蓋神經節痛（顏面下部到鼻、耳疼痛，偶爾會出現在更年期女性身上）。②閉鎖神經痛（大腿內側疼痛，高齡女性爲多）。

4.中年以後肌膚的老化

中年以後，發汗及皮脂分泌等皮膚的機能衰退。此外，皮膚組織脆弱，失去彈性，容易形成斑點皺紋、疣等。

由於皮膚機能、組織的變化，容易出現以下的疾病：

①**老人性皮膚搔癢症**：尤其在冬天，皮膚缺乏水分和皮脂，皮膚乾燥、龜裂，一點點的刺激就會發癢。

這時抓癢可能會造成結痂、色素沈著的原因。

治療時，要使用凡士林、甘油來抑制發癢。避免攝食香辛料或酒，並且禁止泡熱水澡。

②**老人性萎縮**：原本皮膚白皙者，曬太陽機會增多時，表皮下方的真皮膠原纖維變性，失去彈性，而且小皺紋會增加。再進行時，會成爲皮膚癌。

預防上，必須儘量多花工夫，避免曬太陽。此外，塗抹防曬乳也可以預防。

③**老人性白斑**：由於皮膚老化，引起直徑約1cm的圓形色素脱失現象。這種白斑不會變成癌，並無特別的治療法。

更年期的疾病　　1

女性性器的疾病

有些人30歲層時就會出現。

④**老人性色素斑**：從中年就開始發生褐色的色素斑，俗稱的「斑點」。有時會伴隨白斑出現，大多出現在臉、手背、手臂外側、胸、背部等處。

如果稍微隆起時，也可能成爲老人性疣（⑤）或扁平上皮癌。

原因是直射陽光所致。

治療上，利用電氣凝固法、乾冰的凍結法，使色素斑消失。但是若擔心是皮膚癌時，則要切取微量進行組織檢查。

⑤**老人性疣**：也稱爲老人性疣贅或脂漏性角化症。1cm～數cm的黑褐色疣，出現在頭、臉、胸、背等處。60歲層者爲多，年輕人也可能出現。

表皮的下部組織（有棘細胞或基底細胞層）會增加，出現突然變大、出血、數目增加時，可能有惡性腫瘤或消化器官系統的癌。

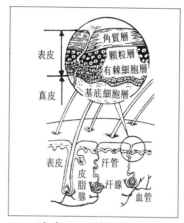

治療上，除了④之外，還要塗抹含有抗癌劑的軟膏，或進行皮膚縫合手術。

⑥**老人性紫斑症**：手腳撞到物體時，或是被橡皮筋等勒住時，就會出現皮下出血，皮膚出現點狀或斑駁狀的紫斑。這種幾乎都不需要治療。

5.更年期發生的女性器疾病

迎向更年期時，卵巢分泌的女性荷爾蒙（雌激素）會減少，女性性器萎縮，因此很容易罹患以下的疾病：

1　更年期的疾病

女性性器的疾病

1 老人性外陰炎

症狀　**發癢疼痛**

　　外陰和陰道的粘膜萎縮，因此對於細菌或刺激的抵抗力減弱，產生發炎症狀。

①**外陰的發癢**：恥丘和大陰唇的皮下脂肪減少，由於白帶、尿、糞便的附著，導致外陰部紅腫，有灼熱感、發癢、疼痛現象。

　　發癢時，用手指抓，會愈來愈癢，甚至會導致潰瘍、糜爛的原因。

②**外陰的出血**：拉扯或粗魯的性交，導致外陰血管出血。

③**性交痛**：外陰皮膚變薄或外陰到陰道的彈力喪失。因此性交時會覺得疼痛。

治療、預防　**塗抹軟膏等**

①**外陰的清潔**：泡澡時，只用水清洗，塗抹軟膏，利用爽身粉保持乾燥。穿吸濕性較佳的棉製內褲。

②**陰道炎的治療**：若是因為陰道滴蟲或念珠菌感染所致的陰道炎，容易成為外陰炎。

③**糖尿病的治療**：如果反覆再發時，要做糖尿病的檢查。

2 萎縮性陰道炎

症狀　**有黃白色的膿**

　　陰道粘膜的萎縮，導致陰道自淨作用衰退，一旦感染大腸菌、葡萄球菌等的一般細菌時，陰道會發炎。這也稱為老人性陰道炎。

　　出現黃白色的白帶，是其特徵。一般有摻雜血、膿的黃白色白帶出現。但是發癢症狀並不強烈。

治療　**使用陰道塞劑**

　　使用含有女性荷爾蒙的陰道塞劑。必須遵從醫師指示。

※**非特異性陰道炎**：一般細菌所致的陰道炎。如果罹患糖尿病或癌症時，也會出現。

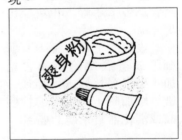

老年期的疾病　2

老人癡呆

1.老人癡呆

每個人都必須經歷誕生→成長→成熟→老化→死亡的一生。65～70歲時已經進入老年時期，視力、聽力等身體面的老化開始出現。根據報告顯示，「聽覺在15年內、嗅覺在22年內、味覺在29年內會減半」。智能和精神面也開始老化。例如，記憶力、感受性、積極性等衰退了。

主要由於智能減退所致的病態老化，就稱爲癡呆。

症狀　慢慢的惡化

①記憶障礙：做過的事、吃過的東西，甚至家人的名字，都會逐漸的忘記，會慢慢的惡化。

②辨識障礙：對於時間、家人的臉、現在所在的場所等都分不清楚。外出時會迷路。

③人格變化：感覺遲鈍、無法壓抑慾望。在任何地方都可能會排尿，喪失道德觀念。

④病態變化：抑鬱、輕躁、精神分裂等症狀，不斷惡化時，會有被害妄想、夜間囈語等現象出現，再繼續進行時，就會出現語言障礙、人格破壞的情形。

原因　腦部整體的萎縮

腦的神經細胞萎縮或阿耳茨海默原纖維的變化所致，不過萎縮原因不明。女性比男性多。

此外，與本人性格、遺傳素質，環境等有關。

治療　生理的老化無法治療

沒有辦法進行根本治療，不過在早期時，如果能夠接受精神科或老人專門醫院診斷或處置，可以延遲進行。

※並非老年所出現的癡呆

①初老期癡呆：40～60歲的初老期，老年癡呆症狀急速進行。包括還能保存人格的阿耳茨海默型，以及禮儀不良或有妄想的皮克型。

②腦血管性癡呆症：因爲高血壓或腦梗塞所致。喜、怒、哀、樂激烈，感情失控是其特徵。

2　老年期的疾病

帕金森病

③**腦腫瘤**：依腫瘤的部位不同而產生。只要治療就能夠復原。

④**甲狀腺機能減退症**：由中年女性症例，發現的橋本病（慢性甲狀腺炎）等。無氣力、容易倦怠。

⑤**蜘蛛網膜下出血**：症狀的進行，使腦脊髓液積存在腦室，造成正常壓水腦症。儘早治療，就能夠治癒。

2.帕金森病

40～50歲，或是65～75歲，中年以後的人較多。這是原因不明的難病（特定疾病）。

症狀　**手腳發抖開始**

①**運動障礙**：手發抖而無法拿筷子、動作遲鈍、容易跌倒（無動症）。

②**肌肉僵硬**：無法跪坐、聲音變小、無表情、變得不會寫字、重複同樣的話等。

③**前屈姿勢**：彎腰、屈膝、步幅縮小，被人往前推時，在撞到東西之前，自己無法停下來（突進症狀）。

④**感情變化**：情緒時好時壞、不安，會出現精神障礙。

⑤**自律神經、內分泌障礙**：流口水、流汗的現象增加，會變胖或變瘦，月經異常、性慾的變化等。

⑥**眼睛的異常**：調節不全現象出現，會一直凝視東西，或視野變得狹窄。

⑦**步行困難**：嚴重時，站起來或翻身都很困難，最後就像蠟人般，無法動彈。

以上的症狀，是慢慢的進行，到進行到⑦的嚴重症狀，需要花10年。

原因　**缺乏多巴胺所致**

中腦黑質變性，多巴胺神經傳達物質不足，導致發症。為何多巴胺會不足呢？原因不明。

由於一氧化碳中毒、精神藥的副作用、腦腫瘤正常水腦症等原因，明確的帕金森病的症狀出現時，就稱為帕金森症候群。

治療　**既是難病治療很困難**

①**藥劑**：可以內服抗膽鹼劑

老年期的疾病　2

等，但是由於副作用强無法長期使用。

②**復健**：依醫師的指導，每天進行肌肉運動與平衡體操。但是當患者精神緊張時，症狀會惡化。因此家屬的關心是很重要。

※**類似帕金森病的疾病**

①**老人性震顫**：只有單手發抖，發抖的方式是大而快速，不會繼續進行。

②**亨廷頓舞蹈病**：是遺傳病，在中年時發病。從臉到上半身，出現舞蹈般的動作。如果是老人性舞蹈病，則不會遺傳。

③**顫搐**：出現揮動單側手臂或腳的動作。

3.其他的疾病

①**老人性內翻（弛緩性內翻）**：眼瞼的皮膚或肌肉鬆弛，眼睫毛刺激眼球，出現流淚或視力減退現象。可以動手術。

②**老人性白內障**：瞳孔後方的晶狀體白濁的疾病，以致視力衰退，是老化現象之一，無以防止其進行。如果視力降到0.2以下時，可以接受手術治療。

③**老人性重聽**：較早的人50歲開始，一般在70歲時出現。會有耳鳴現象，很難聽到對方所説的話。進行度有個別差異，可能因爲噪音等壓力或慢性病的原因所致。要使用助聽器者，必須找耳鼻喉科的醫師商量。

④**老人感冒症候群**：當肺機能減退時，很容易造成感冒→支氣管炎→肺炎。因此帶有慢性呼吸器官疾病或糖尿病的老人，需要注意。老人性肺炎的特徵是「不會發高燒」，所以在不知不覺當中很容易惡化。

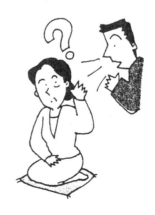

作者簡介：松山榮吉

1926年出生於日本廣島。1953年畢業於東京大學醫學部之後，擔任東大婦產科學教室助手，到美國麻省烏斯塔實驗生物學研究所留學。

曾任東京厚生年金醫院婦產科部長、愛育醫院院長、關東勞災醫院婦產科部長、東京厚生年金醫院婦產科客座部長等。

現任東京都社會保險指導部指導醫療官、東京大學講師、日本家族計畫聯盟理事、日本母性衛生學會常務理事、母子衛生研究會理事、日本母性保護醫協會顧問等。

大展出版社有限公司
品冠文化出版社

圖書目錄

地址：台北市北投區(石牌)
　　　致遠一路二段 12 巷 1 號
郵撥：01669551＜大展＞
　　　19346241＜品冠＞

電話：(02)28236031
　　　　　28236033
　　　　　28233123
傳真：(02)28272069

・少 年 偵 探・ 品冠編號 66

1.	怪盜二十面相	（精）	江戶川亂步著	特價 189 元
2.	少年偵探團	（精）	江戶川亂步著	特價 189 元
3.	妖怪博士	（精）	江戶川亂步著	特價 189 元
4.	大金塊	（精）	江戶川亂步著	特價 230 元
5.	青銅魔人	（精）	江戶川亂步著	特價 230 元
6.	地底魔術王	（精）	江戶川亂步著	特價 230 元
7.	透明怪人	（精）	江戶川亂步著	特價 230 元
8.	怪人四十面相	（精）	江戶川亂步著	特價 230 元
9.	宇宙怪人	（精）	江戶川亂步著	特價 230 元
10.	恐怖的鐵塔王國	（精）	江戶川亂步著	特價 230 元
11.	灰色巨人	（精）	江戶川亂步著	特價 230 元
12.	海底魔術師	（精）	江戶川亂步著	特價 230 元
13.	黃金豹	（精）	江戶川亂步著	特價 230 元
14.	魔法博士	（精）	江戶川亂步著	特價 230 元
15.	馬戲怪人	（精）	江戶川亂步著	特價 230 元
16.	魔人銅鑼	（精）	江戶川亂步著	特價 230 元
17.	魔法人偶	（精）	江戶川亂步著	特價 230 元
18.	奇面城的秘密	（精）	江戶川亂步著	特價 230 元
19.	夜光人	（精）	江戶川亂步著	特價 230 元
20.	塔上的魔術師	（精）	江戶川亂步著	特價 230 元
21.	鐵人Q	（精）	江戶川亂步著	特價 230 元
22.	假面恐怖王	（精）	江戶川亂步著	特價 230 元
23.	電人M	（精）	江戶川亂步著	特價 230 元
24.	二十面相的詛咒	（精）	江戶川亂步著	特價 230 元
25.	飛天二十面相	（精）	江戶川亂步著	特價 230 元
26.	黃金怪獸	（精）	江戶川亂步著	特價 230 元

・生 活 廣 場・ 品冠編號 61

1.	366 天誕生星	李芳黛譯	280 元
2.	366 天誕生花與誕生石	李芳黛譯	280 元
3.	科學命相	淺野八郎著	220 元

4.	已知的他界科學	陳蒼杰譯	220 元
5.	開拓未來的他界科學	陳蒼杰譯	220 元
6.	世紀末變態心理犯罪檔案	沈永嘉譯	240 元
7.	366 天開運年鑑	林廷宇編著	230 元
8.	色彩學與你	野村順一著	230 元
9.	科學手相	淺野八郎著	230 元
10.	你也能成為戀愛高手	柯富陽編著	220 元
11.	血型與十二星座	許淑瑛編著	230 元
12.	動物測驗—人性現形	淺野八郎著	200 元
13.	愛情、幸福完全自測	淺野八郎著	200 元
14.	輕鬆攻佔女性	趙奕世編著	230 元
15.	解讀命運密碼	郭宗德著	200 元
16.	由客家了解亞洲	高木桂藏著	220 元

·女醫師系列· 品冠編號 62

1.	子宮內膜症	國府田清子著	200 元
2.	子宮肌瘤	黑島淳子著	200 元
3.	上班女性的壓力症候群	池下育子著	200 元
4.	漏尿、尿失禁	中田真木著	200 元
5.	高齡生產	大鷹美子著	200 元
6.	子宮癌	上坊敏子著	200 元
7.	避孕	早乙女智子著	200 元
8.	不孕症	中村春根著	200 元
9.	生理痛與生理不順	堀口雅子著	200 元
10.	更年期	野末悅子著	200 元

·傳統民俗療法· 品冠編號 63

1.	神奇刀療法	潘文雄著	200 元
2.	神奇拍打療法	安在峰著	200 元
3.	神奇拔罐療法	安在峰著	200 元
4.	神奇艾灸療法	安在峰著	200 元
5.	神奇貼敷療法	安在峰著	200 元
6.	神奇薰洗療法	安在峰著	200 元
7.	神奇耳穴療法	安在峰著	200 元
8.	神奇指針療法	安在峰著	200 元
9.	神奇藥酒療法	安在峰著	200 元
10.	神奇藥茶療法	安在峰著	200 元
11.	神奇推拿療法	張貴荷著	200 元
12.	神奇止痛療法	漆浩著	200 元

·常見病藥膳調養叢書· 品冠編號 631

1.	脂肪肝四季飲食	蕭守貴著	200 元
2.	高血壓四季飲食	秦玖剛著	200 元
3.	慢性腎炎四季飲食	魏從強著	200 元
4.	高脂血症四季飲食	薛輝著	200 元
5.	慢性胃炎四季飲食	馬秉祥著	200 元
6.	糖尿病四季飲食	王耀獻著	200 元
7.	癌症四季飲食	李忠著	200 元

・彩色圖解保健・品冠編號 64

1.	瘦身	主婦之友社	300 元
2.	腰痛	主婦之友社	300 元
3.	肩膀痠痛	主婦之友社	300 元
4.	腰、膝、腳的疼痛	主婦之友社	300 元
5.	壓力、精神疲勞	主婦之友社	300 元
6.	眼睛疲勞、視力減退	主婦之友社	300 元

・心 想 事 成・品冠編號 65

1.	魔法愛情點心	結城莫拉著	120 元
2.	可愛手工飾品	結城莫拉著	120 元
3.	可愛打扮 & 髮型	結城莫拉著	120 元
4.	撲克牌算命	結城莫拉著	120 元

・熱 門 新 知・品冠編號 67

1.	圖解基因與 DNA	（精）	中原英臣 主編	230 元
2.	圖解人體的神奇	（精）	米山公啟 主編	230 元
3.	圖解腦與心的構造	（精）	永田和哉 主編	230 元
4.	圖解科學的神奇	（精）	鳥海光弘 主編	230 元
5.	圖解數學的神奇	（精）	柳谷晃 著	250 元
6.	圖解基因操作	（精）	海老原充 主編	230 元
7.	圖解後基因組	（精）	才園哲人 著	230 元

・法律專欄連載・大展編號 58

台大法學院　　法律學系／策劃
　　　　　　　　法律服務社／編著

1.	別讓您的權利睡著了(1)	200 元
2.	別讓您的權利睡著了(2)	200 元

・武 術 特 輯・大展編號 10

1.	陳式太極拳入門	馮志強編著	180 元

46. <珍貴本>陳式太極拳精選　　　馮志強著　280元
47. 武當趙保太極拳小架　　　鄭悟清傳授　250元
48. 太極拳習練知識問答　　　邱丕相主編　220元
49. 八法拳　八法槍　　　武世俊著　220元
50. 地趟拳＋VCD　　　張憲政著　350元
51. 四十八式太極拳＋VCD　　　楊　靜演示　400元
52. 三十二式太極劍＋VCD　　　楊　靜演示　350元
53. 隨曲就伸　中國太極拳名家對話錄　　余功保著　300元
54. 陳式太極拳五動八法十三勢　　　闞桂香著　200元

・彩色圖解太極武術・大展編號102

1. 太極功夫扇　　　李德印編著　220元
2. 武當太極劍　　　李德印編著　220元
3. 楊式太極劍　　　李德印編著　220元
4. 楊式太極刀　　　王志遠著　220元
5. 二十四式太極拳(楊式)＋VCD　　李德印編著　350元
6. 三十二式太極劍(楊式)＋VCD　　李德印編著　350元
7. 四十二式太極劍＋VCD　　　李德印編著
8. 四十二式太極拳＋VCD　　　李德印編著

・國際武術競賽套路・大展編號103

1. 長拳　　　李巧玲執筆　220元
2. 劍術　　　程慧琨執筆　220元
3. 刀術　　　劉同為執筆　220元
4. 槍術　　　張躍寧執筆　220元
5. 棍術　　　殷玉柱執筆　220元

・簡化太極拳・大展編號104

1. 陳式太極拳十三式　　　陳正雷編著　200元
2. 楊式太極拳十三式　　　楊振鐸編著　200元
3. 吳式太極拳十三式　　　李秉慈編著　200元
4. 武式太極拳十三式　　　喬松茂編著　200元
5. 孫式太極拳十三式　　　孫劍雲編著　200元
6. 趙堡式太極拳十三式　　　王海洲編著　200元

・中國當代太極拳名家名著・大展編號106

1. 太極拳規範教程　　　李德印著　550元
2. 吳式太極拳詮真　　　王培生著　500元
3. 武式太極拳詮真　　　喬松茂著

6.	少林金剛硬氣功	楊維編著	250 元
7.	少林棍法大全	德虔、素法編著	250 元
8.	少林看家拳	德虔、素法編著	250 元
9.	少林正宗七十二藝	德虔、素法編著	280 元
10.	少林瘋魔棍闡宗	馬德著	250 元

・原地太極拳系列・大展編號 11

1.	原地綜合太極拳 24 式	胡啟賢創編	220 元
2.	原地活步太極拳 42 式	胡啟賢創編	200 元
3.	原地簡化太極拳 24 式	胡啟賢創編	200 元
4.	原地太極拳 12 式	胡啟賢創編	200 元
5.	原地青少年太極拳 22 式	胡啟賢創編	220 元

・道 學 文 化・大展編號 12

1.	道在養生：道教長壽術	郝勤等著	250 元
2.	龍虎丹道：道教內丹術	郝勤著	300 元
3.	天上人間：道教神仙譜系	黃德海著	250 元
4.	步罡踏斗：道教祭禮儀典	張澤洪著	250 元
5.	道醫窺秘：道教醫學康復術	王慶餘等著	250 元
6.	勸善成仙：道教生命倫理	李剛著	250 元
7.	洞天福地：道教宮觀勝境	沙銘壽著	250 元
8.	青詞碧簫：道教文學藝術	楊光文等著	250 元
9.	沈博絕麗：道教格言精粹	朱耕發等著	250 元

・易 學 智 慧・大展編號 122

1.	易學與管理	余敦康主編	250 元
2.	易學與養生	劉長林等著	300 元
3.	易學與美學	劉綱紀等著	300 元
4.	易學與科技	董光壁著	280 元
5.	易學與建築	韓增祿著	280 元
6.	易學源流	鄭萬耕著	280 元
7.	易學的思維	傅雲龍等著	250 元
8.	周易與易圖	李申著	250 元
9.	中國佛教與周易	王仲堯著	350 元
10.	易學與儒學	任俊華著	350 元
11.	易學與道教符號揭秘	詹石窗著	350 元

・神 算 大 師・大展編號 123

1.	劉伯溫神算兵法	應涵編著	280 元
2.	姜太公神算兵法	應涵編著	280 元

| 3. 鬼谷子神算兵法 | 應涵編著 | 280 元 |
| 4. 諸葛亮神算兵法 | 應涵編著 | 280 元 |

·秘傳占卜系列· 大展編號 14

1. 手相術	淺野八郎著	180 元
2. 人相術	淺野八郎著	180 元
3. 西洋占星術	淺野八郎著	180 元
4. 中國神奇占卜	淺野八郎著	150 元
5. 夢判斷	淺野八郎著	150 元
6. 前世、來世占卜	淺野八郎著	150 元
7. 法國式血型學	淺野八郎著	150 元
8. 靈感、符咒學	淺野八郎著	150 元
9. 紙牌占卜術	淺野八郎著	150 元
10. ESP 超能力占卜	淺野八郎著	150 元
11. 猶太數的秘術	淺野八郎著	150 元
12. 新心理測驗	淺野八郎著	160 元
13. 塔羅牌預言秘法	淺野八郎著	200 元

·趣味心理講座· 大展編號 15

1. 性格測驗（1） 探索男與女	淺野八郎著	140 元
2. 性格測驗（2） 透視人心奧秘	淺野八郎著	140 元
3. 性格測驗（3） 發現陌生的自己	淺野八郎著	140 元
4. 性格測驗（4） 發現你的真面目	淺野八郎著	140 元
5. 性格測驗（5） 讓你們吃驚	淺野八郎著	140 元
6. 性格測驗（6） 洞穿心理盲點	淺野八郎著	140 元
7. 性格測驗（7） 探索對方心理	淺野八郎著	140 元
8. 性格測驗（8） 由吃認識自己	淺野八郎著	160 元
9. 性格測驗（9） 戀愛知多少	淺野八郎著	160 元
10. 性格測驗（10） 由裝扮瞭解人心	淺野八郎著	160 元
11. 性格測驗（11） 敲開內心玄機	淺野八郎著	140 元
12. 性格測驗（12） 透視你的未來	淺野八郎著	160 元
13. 血型與你的一生	淺野八郎著	160 元
14. 趣味推理遊戲	淺野八郎著	160 元
15. 行為語言解析	淺野八郎著	160 元

·婦 幼 天 地· 大展編號 16

1. 八萬人減肥成果	黃靜香譯	180 元
2. 三分鐘減肥體操	楊鴻儒譯	150 元
3. 窈窕淑女美髮秘訣	柯素娥譯	130 元
4. 使妳更迷人	成 玉譯	130 元
5. 女性的更年期	官舒妍編譯	160 元

國家圖書館出版品預行編目資料

　　女性醫學小百科 / 松山榮吉著，張果馨譯；
　　　－2 版－臺北市，大展 ，民 93
　　　面 ； 21 公分 －（女性醫學；3）
　　　譯自：女性の醫學小事典
　　　ISBN 957-468-295-1 (平裝)
　　　1.婦女－醫療、衛生方面 2.婦科－手冊，便覽等
　　417　　　　　　　　　　　　　　　　　93003049

JOSEI NO IGAKU SHOUJITEN
Copyright © IKEDA PUBLISHING CO., LTD
Originally published in Japan in 1995 by IKEDA SHOTEN
PUBLISHING CO., LTD
Chinese translation rights arranged through KEIO CULTURAL
ENTERPRISE CO., LTD

版權仲介：京王文化事業有限公司

女性醫學小百科

ISBN 957-468-295-1

原 著 者 / 松山榮吉
編 譯 者 / 張 果 馨
發 行 人 / 蔡 森 明
出 版 者 / 大展出版社有限公司
社　　 址 / 台北市北投區（石牌）致遠一路 2 段 12 巷 1 號
電　　 話 /（02）28236031 · 28236033 · 28233123
傳　　 真 /（02）28272069
郵政劃撥 / 01669551
網　　 址 / www.dah-jaan.com.tw
E－mail / dah_jaan@pchome.com.tw
登 記 證 / 局版臺業字第 2171 號
承 印 者 / 高星印刷品行
裝　　 訂 / 協億印製廠股份有限公司
排 版 者 / 弘益電腦排版有限公司
初　　 版 / 1997 年（民 86 年）7 月
2 版 1 刷 / 2004 年（民 93 年）5 月

定價 / 200 元

●本書若有破損、缺頁敬請寄回本社更換●

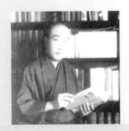
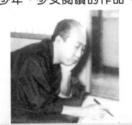
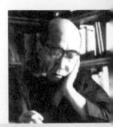
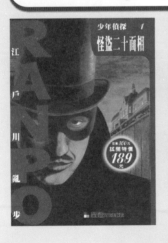
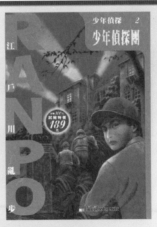
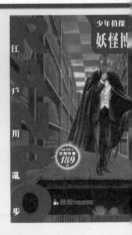

一億人閱讀的暢銷書！

4 ～ 26 集　定價300元　特價230元

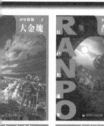 大金塊

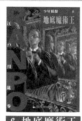 5.青銅魔人

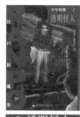 6.地底魔術王

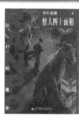 7.透明怪人

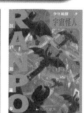 8.怪人四十面相

9.宇宙怪人

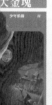 的鐵塔王國

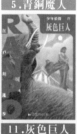 11.灰色巨人

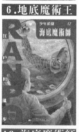 12.海底魔術師

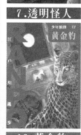 13.黃金豹

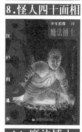 14.魔法博士

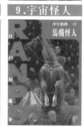 15.馬戲怪人

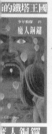 魔人銅鑼

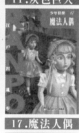 17.魔法人偶

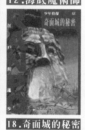 18.奇面城的秘密

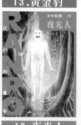 19.夜光人

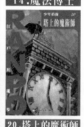 20.塔上的魔術師

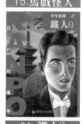 21.鐵人Q

 面恐怖王

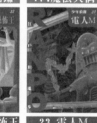 23.電人M

 24.二十面相的詛咒

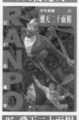 25.飛天二十面相

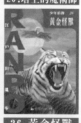 26.黃金怪獸

品冠文化出版社

地址：臺北市北投區
　　　致遠一路二段十二巷一號
電話：〈02〉28233123
郵政劃撥：19346241